中等职业教育数字化创新教材

供护理、助产及医药相关专业使用

生理学基础

主　编　陈桃荣　宁　华

副主编　邵晋萍　石　斌　赵淑琳　郭俊梅

编　者　（按姓氏汉语拼音排序）

陈桃荣（南昌市卫生学校）

冯雨晴（开封大学医学部）

郭俊梅（山西省晋中市卫生学校）

何永芳（山西省长治卫生学校）

李　丹（重庆市医药卫生学校）

连彩兰（吕梁市卫生学校）

林艳华（吉林卫生学校）

马　鸣（昆明卫生职业学院）

宁　华（广西梧州市卫生学校）

任崇慧（山西省晋中市卫生学校）

邵晋萍（太原市卫生学校）

石　斌（沈阳市中医药学校）

王　芳（阳泉市卫生学校）

吴俊霞（南昌市卫生学校）

吴艳军（天水市卫生学校）

张向东（黑河市卫生学校）

赵敏敏（广西医科大学附设护士学校）

赵淑琳（吕梁市卫生学校）

U0303916

科学出版社

北　京

内 容 简 介

本书内容以最新护士执业资格考试大纲要求为标准，在其基础上进行了优化和更新，具有科学性、先进性、启迪性和实用性，重点教学内容以考点、小结和自测题等形式呈现。体例编排切合中职学生需求，插入的案例和链接适合中职阶段学生心智水平、学习能力和学习习惯。

本教材编写与数字化课程建设同步进行，编者同时进行了数字化课程设计，在"爱医课"教学平台上同步在线互动课程，供师生免费使用。本书可供中等卫生职业学校护理、助产及医药相关专业师生使用。

图书在版编目 (CIP) 数据

生理学基础/陈桃荣，宁华主编 . —北京：科学出版社，2016.7
中等职业教育数字化创新教材
ISBN 978-7-03-048552-6

Ⅰ.生… Ⅱ.①陈… ②宁… Ⅲ.人体生理学 - 中等专业学校 - 教材 Ⅳ.R33

中国版本图书馆 CIP 数据核字 (2016) 第 123240 号

责任编辑：张映桥 / 责任校对：蒋　萍
责任印制：李　彤 / 封面设计：张佩战

科 学 出 版 社 出版
北京东黄城根北街 16 号
邮政编码：100717
http://www.sciencep.com
北京虎彩文化传播有限公司 印刷
科学出版社发行　各地新华书店经销
*
2016 年 7 月第 一 版　开本：787×1092　1/16
2022 年 10 月第十一次印刷　印张：10 3/4
字数：255 000
定价：**29.80 元**
（如有印装质量问题，我社负责调换）

中等职业教育数字化课程建设项目
教材出版说明

为贯彻《国家中长期教育改革和发展规划纲要(2010—2020)》《教育信息化十年发展规划(2010—2020)》等文件精神,落实教育部最新《中等职业学校专业教学标准(试行)》要求;为调动广大教师参与数字化课程建设,提高其数字化内容创作和运用能力,结合最新数字化技术促进职业教育发展,科学出版社于2015年9月正式启动了中等职业教育护理、助产专业数字化课程建设项目。

科学出版社前身是1930年成立于上海的龙门联合书局,于1954年与中国科学院编译局合并组建成立,现隶属中国科学院,员工达1200余名,其中硕士研究生及以上学历者627人(截至2016年7月1日),是我国最大的综合性科技出版机构。依托中国科学院的强大技术支持,我社于2015年推出最新研发成果:"爱医课"互动教学平台(见封底)。该平台可将教学中的重点内容以视频、语音及三维模型等方式呈现,学生用手机扫描常规书页即可免费浏览书中配套3D模型、动画、视频、护考模拟试题等教学资源。

本项目分数字化教材建设与资源建设两部分,数字化课程建设项目与"爱医课"互动教学平台进行了首次有益结合,是我国中等职业层次首套数字化创新教材。2015年10月开展了建设团队的全国遴选工作,共收到全国62所院校575位老师的申请资料,于2016年1月在湖北武汉召开了项目启动会及教材编写会。

(一)数字化教材的编写指导思想

本次编写充分体现职业教育特色,紧紧围绕"以就业为导向,以能力为本位,以发展技能为核心"的职业教育培养理念,遵循"理论联系实际"的原则,强调"必需、够用"的编写标准,以数字化课程建设为方向,创新教材呈现形式。

(二)本套数字化教材的特点

1. 按照专业教学标准安排课程结构　本套数字化教材严格按照专业教学标准的要求设计科目、安排课程。全套教材分公共基础课、专业技能课、专业选修课及综合实训四类,共计39种,体系完整。

2. 紧扣最新护考大纲调整内容　本套系列教材参考了"国家护士执业资格考试大纲"的相关标准,围绕考试内容调整学习范围,突出考点与难点,方便学生在校日常学习与护考接轨,适应护理职业岗位需求。

3. 呈现形式新颖　"数字化"是未来教育的发展方向,本项目39种教材均将传统纸质教材与"爱医课"教学平台无缝对接,形式新颖。能充分吸引职业院校学生的学习兴趣,提高课堂教学效果。使学生用"碎片化时间"学习,寓教于乐,乐中识记、乐中理解、乐中运用,为翻转课堂提供了有效的实现手段。

(三)本项目出版教材目录

本项目经中国科学院、科学出版社领导的大力支持,获年度重大项目立项。39种教材具体情况如下:

中等职业教育数字化课程配套创新教材目录

序号	课程名	主编
1	《语文》	孙 琳 王 斌
2	《数学》	赵 明
3	《公共英语基础教程（上册）》	秦博文
4	《公共英语基础教程（下册）》	秦博文
5	《体育与健康》	张洪建
6	《计算机应用基础》	施宏伟
7	《计算机应用基础实训指导》	施宏伟
8	《职业生涯规划》	范永丽 汪 冰
9	《职业道德与法律》	许练光
10	《人际沟通》	钟 海 莫丽平
11	《医护礼仪与形体训练》	王 颖
12	《医用化学基础》	李湘苏 姚光军
13	《生理学基础》	陈桃荣 宁 华
14	《生物化学基础》	赵勖麾 莫小卫
15	《医学遗传学基础》	赵 斌 王 宇
16	《病原生物与免疫学基础》	刘建红 王 玲
17	《解剖学基础》	刘东方 黄嫦斌
18	《病理学基础》	贺平泽
19	《药物应用基础》	赵彩珍 郭淑芳
20	《正常人体学基础》	王之一 覃庆河
21	《健康评估》	罗卫群 崔 燕
22	《营养与膳食》	魏玉秋 戚 林
23	《内科护理》	崔效忠
24	《外科护理》	闵晓松 阴 俊
25	《妇产科护理》	周 清 刘丽萍
26	《儿科护理》	段慧琴 田 洁
27	《护理学基础》	付能荣 吴姣鱼
28	《护理技术综合实训》	马树平 唐淑珍
29	《社区护理》	王永军
30	《老年护理》	史俊萍
31	《五官科护理》	郭金兰
32	《心理与精神护理》	张小燕
33	《中医护理基础》	马秋平
34	《急救护理技术》	贾丽萍 王海平
35	《中医学基础》	伍利民 郝志红
36	《母婴保健（助产）》	王瑞珍
37	《产科学及护理（助产）》	李 俭 颜丽青
38	《妇科护理（助产）》	张庆桂
39	《遗传与优生（助产）》	潘凯元 张晓玲

注：以上教材均配套教学 PPT 课件，在"爱医课"平台上提供免费试题、微视频等多种资源，欢迎扫描封底二维码下载

科学出版社

2016 年 7 月

前　　言

　　为了深入推进"构建网络化、数字化、个性化、终身化教育体系，建设'人人皆学、处处能学、时时可学'的学习型社会"，各卫生职业学校都在紧锣密鼓地对教育教学进行数字化转型的改革。为了契合各校优势教学资源共建、共享的发展需要，科学出版社组织全国长期从事卫生职业教育教学改革第一线的专家，编写了这本数字化课程建设配套教材，以适应"数字化原居民"的学习习惯和学习兴趣。本教材编写与数字化课程建设同步进行，编写中同时进行了数字化课程设计，与"爱医课"教学平台同步在线互动课程，供师生免费使用。

　　本书在编写上着重强调适应卫生职业教育、教学的发展趋势，适应全新数字化模式新生代的学习方式，真正体现以学生为中心的教材编写理念。主要表现在：①教学内容：以最新护士执业资格考试大纲要求为标准，进行了优化和更新，在保证其知识的完整性、科学性和先进性的基础上，富有时代特色，具有创新性、适用性、启发性和灵活性，重点教学内容以考点、小结和自测题等形式呈现。②体例编排：符合中职学生需求，在保证教材整体性的基础上，每章开头均设短小精悍的引言，以吸引学生注意力，激发学生学习兴趣。在正文部分插入适合中职阶段心智水平与学习能力的知识要点，如简单易懂的病例、科普和具有实际应用性的知识链接等。③内容表述：大胆使用多媒体，以适应数字化时代需求。把传统教材中大幅枯燥乏味的文字，编排成表格、流程图、关系结构图等，以增加学习趣味性。

　　本教材图、表新颖，提升了教材的品质及内容的表现力，增强了教材的可读性。书后附有生理学实验指导、生理学教学大纲和学时分配建议表。

　　本书编者均由科学出版社审核、遴选产生，在编写过程中团结协作，乐于奉献，保证了本教材的顺利完成。在此，谨向科学出版社和各位编者表示诚挚的谢意。

　　书中如有疏漏和不足之处，敬请广大师生批评指正，以便不断完善、发展。

陈桃荣

2016 年 5 月

目　　录

1

第1章　绪　论

自古以来，人类对自身奥妙的生命现象始终都充满着兴趣。近代，随着医学的发展和对人体功能研究的深入，逐渐形成了生理学这门独立的学科。因此，我们可以更加深入细致地探索人体的秘密。

第1节　生理学简介

一、什么是生理学

生理学是研究生物体及其各组成部分正常功能活动规律的科学。生物体也称为机体，是自然界中一切有生命的物体的总称，包括人体、动物、微生物和植物等。本书主要讨论人体生理学。正常人体由众多的细胞、组织、器官和系统组成，它们在生命活动过程中各自行使不同的功能，如肌肉运动、血液循环、呼吸、消化和吸收、泌尿、生殖等。因此，生理学的任务就是要阐明这些正常功能活动的过程、机制和影响因素以及各器官系统之间的相互影响和协调，从而掌握正常人体生命活动的规律。

二、为什么要学习生理学

人体出现的各种疾病，都是正常生命活动发生量变和质变的结果，简单来说就是人体功能活动"不正常了"。医学生要了解"不正常"，首先就要知道"正常"，只有掌握了正常生命活动的规律，才能分析、解释临床病例。所以，生理学是一门必不可少的医学基础课程。学好生理学可以为后续病理学、药理学等医学基础课程及临床专业课程的学习打下坚实基础，为医护工作实践和防病治病、增进健康提供理论依据。

三、怎样学好生理学

生理学的知识主要来源于实验。由于人体实验受到很大限制，故生理学实验对象主要来自动物。生理学是从细胞和分子水平、器官和系统水平及整体水平3个层次，对生命活动进行研究的，因此，学习生理学应强调理论和实验相结合。人体的各种功能活动都是整体活动的一部分，它们相互联系、相互配合、共同维持，并与环境保持密切联系。所以，生理学的学习还应注重局部与整体的结合，以及人体与环境的结合。

第2节　生命的基本特征

生物体的生命活动形式千姿百态，但都有相同的基本特征，主要包括新陈代谢、兴奋性和生殖（表1-1）。

考点：生命的
基本特征

表 1-1　生命活动基本特征的概念及其意义

基本特征	概念	意义
新陈代谢	机体与环境之间的物质和能量交换，以实现自我更新的过程	是生命活动的最基本特征，新陈代谢一旦停止，生命也就终止
兴奋性	机体或活的组织细胞对刺激产生反应的能力或特性	是生物体对环境变化做出适应性反应的基础
生殖	生物体生长发育到一定阶段，能产生与自己相似子代个体的过程	繁殖后代，延续种系

一、新 陈 代 谢

　　自然界中任何生物体，通过同化作用（主要是合成代谢）不断从外界摄取营养物质，将其合成、转化为机体自身物质，重新组建新结构，并贮存能量。同时，又通过异化作用（主要是分解代谢）不断分解自身衰老的成分，将分解产物排出体外，并释放能量供生命活动需要。这种机体与环境之间的物质和能量交换，以实现自我更新的过程称为新陈代谢。新陈代谢包括同化和异化作用两个过程，伴有密不可分的物质代谢和能量代谢。机体的一切生命活动都是在新陈代谢基础上实现的。因此，新陈代谢是生命活动最基本的特征，新陈代谢一旦停止，生命也就终止。

二、兴 奋 性

（一）兴奋性概念

　　兴奋性是指机体或活的组织细胞对刺激产生反应的能力或特性。由于兴奋性的存在，当内、外环境发生变化时，机体就会做出相应的反应，以适应环境的变化。生理学将这种能引起机体发生反应的各种内外环境变化称为刺激，包括物理物（如声、光、电流、机械、温度、放射线等）、化学物（如酸、碱、药物等）、生物物（如细菌、病毒、寄生虫等）和社会、心理性刺激。反应是指机体或组织细胞受到刺激后所发生的功能活动的改变。如机体遇到寒冷刺激时，可出现分解代谢加强，甚至肌肉颤抖等产热增多的反应。

考点：兴奋性、
刺激、反应
概念

（二）反应的基本形式

　　反应有兴奋和抑制两种基本形式。机体接受刺激后某种功能活动的出现或加强，称为兴奋。如当人体遇到紧急情况时表现出心跳加强加快，呼吸急促，肌紧张增强等为兴奋反应。机体接受刺激后某种功能活动的消失或减弱，称为抑制。如阿托品药物作用于消化道，使消化道运动减弱为抑制反应。

考点：反应的
形式，兴奋、
抑制概念

（三）衡量组织兴奋性的指标

　　并不是所有刺激都能引起组织产生反应，刺激必须满足一定的强度、持续时间和强度变率（即单位时间内刺激强度增减的量）3 个条件，才能成为有效刺激。如将刺激的时间和强度变率保持不变，刺激必须要达到一定的强度，才能引起组织反应。刚好引起组织产生反应的最小刺激强度称为阈强度或阈值。据此，刺激可分为 3 种：强度等于阈值的刺激称为阈刺激；强度大于阈值的刺激称为阈上刺激；强度小于阈值的刺激称为阈下刺激。单个阈刺激或阈上刺激可以引起组织发生反应，而单个阈下刺激则不能引起组织反应。阈值可作为衡量组织细胞兴奋性高低的指标，组织兴奋性高，产生反应所需的阈值就小，反之就大。所以，阈值的大小与兴奋性呈反变关系。神经、肌肉、腺体 3 种组织在接受刺激后产生反应的速度快而明显，被称为可兴奋组织。

链接

肌内注射时，为何要"二快一慢"？

环境中的任何一个变化（刺激）都必须具备一定的强度、持续时间和强度变率，才能引起反应。一般来说，这三个变量的值越大，刺激作用就越强；反之，则刺激作用越弱。在临床治疗中，护士给病人进行肌内注射或皮下注射时，常遵循"进针快、出针快、推液慢"的"二快一慢"原则。"二快"就是以缩短刺激作用时间，"一慢"就是降低强度变率，从而减轻病人的疼痛。

考点：阈强度概念及其与兴奋性关系

三、生 殖

生殖是生物体生长发育到一定阶段，能产生与自己相似子代个体的过程。每一个具体的生命都有一定寿命，但生物体可通过生殖活动繁殖后代，使生命得以延续。

第3节 内环境与稳态

案例1-1

患者女性，57 岁。肥胖，两年前出现多饮多尿，体重下降，一年前在某医院检查空腹血糖 11.78mmol/L，餐后血糖 20.89mmol/L，诊断为"2 型糖尿病"，口服格列美脲（降糖药）每天 4mg 治疗，平素不监测血糖。今日上午 11 时许突然出现大汗、乏力、心慌、手震颤等低血糖症状，立即自行吃糖块等甜食，半小时后症状缓解。

问题：1. 血糖浓度过高、过低，人体出现了不适，说明内环境发生了什么变化？

2. 何谓内环境稳态？有何生理意义？

一、内 环 境

人体所处的外界自然环境和社会环境称为外环境。生命活动过程中，人体不断与外环境进行物质和能量交换。然而，体内的绝大多数细胞并不与外环境直接接触，而是浸浴和生存在细胞外液之中，细胞代谢所需的营养物质的摄取和代谢产物的排出，都必须通过细胞外液进行（图1-1）。因此，生理学把机体内细胞直接生存的环境称为内环境，即细胞外液，包括血浆、组织液、脑脊液和淋巴液等。细胞外液与分布在细胞内的细胞内液一起总称为体液（图1-2），成人体液总量约占体重的 60%。血浆是沟通各部分体液与外界环境进行物质交换的媒介，为内环境中最活跃的部分。

考点：内环境概念、组成

二、内环境稳态

机体外环境的各种因素经常发生变化，体内细胞代谢水平的高低也受外环境的影响处于不断变动之中，但内环境的各种理化因素（包括营养成分、渗透压、酸碱度、温度等）总是保持在一个相对恒定的水平。例如，外环境的温度有春夏秋冬的变化，但人体的体温总是维持在 37℃左右。这是因为，正常机体内通过调节系统的作用，改变各器官组织的活动，从而保持内环境中各种理化因素和物质浓度的动态平衡。这种内环境的理化性质保持相对稳定的

考点：稳态概念、意义

状态称为内环境稳态。机体的正常生命活动就是在稳态中得以进行和维持的，因此，稳态是细胞保持正常生理功能和进行正常生命活动的必要条件。

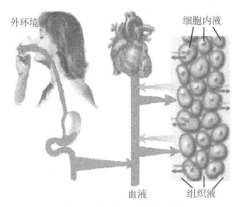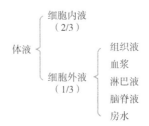

图 1-1　细胞生活的环境　　　　图 1-2　体液的组成

广义上讲，稳态的概念已不仅指内环境理化性质的动态平衡，也可泛指机体各个水平功能状态的相对稳定，即凡能保持协调稳定的各种生理过程均属稳态。

链接

内环境稳态紊乱与疾病

正常人体内环境中各种理化性质在一定范围内波动，即稳态。若内环境稳态遭到破坏，就会使机体新陈代谢紊乱，并导致疾病。例如，体温（腋温）的变化范围是 36.0～37.4℃，如超过该范围将导致发热；空腹血糖的正常水平是 3.9～6.1mmol/L，高于此范围可发生糖尿病。体内各组织器官的功能都是从某个方面参与维持内环境稳态，如胃肠的消化吸收可补充细胞代谢所消耗的营养物质，肾脏的排泄将代谢产物排出体外，从而使内环境中各种营养物质和代谢产物的浓度维持相对稳定。临床治疗疾病的最终目标就是帮助患者恢复稳态，从而恢复健康。

第 4 节　人体功能活动的调节

在人体处于不同的生理情况或当外环境发生改变时，人体可不断调整自身的功能状态，保持其自身的稳态和对外环境的适应，主要是通过人体的功能调节来实现的。

一、人体功能调节的方式

人体功能调节的方式主要有神经调节、体液调节和自身调节。

考点：人体功能调节的方式

（一）神经调节

神经调节是指通过神经系统的活动对人体功能进行的调节，其基本方式是反射。反射是指在中枢神经系统的参与下，机体对刺激发生的规律性反应。反射的结构基础是反射弧，它由感受器、传入神经、神经中枢、传出神经和效应器 5 个部分组成（图 1-3）。例如，当肢体皮肤接触火焰时，皮肤感受器将信息经传入神经传给脊髓神经中枢，中枢整合后发出冲动经传出神经传给肢体肌肉（效应器），产生缩手动作免受伤害，此为肢体躲避反射。若反射弧不完整，其中任何一个部分受损，则该反射活动不能完成。

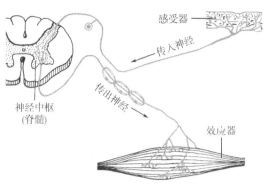

图 1-3 反射弧及其组成

考点：神经调节概念及特点，反射概念、分类，反射弧结构

反射包括非条件和条件反射（表1-2）。非条件反射是与生俱来的，是一种维持生命的本能活动，如肢体躲避反射和食物刺激口腔引起唾液分泌的反射等。条件反射是后天获得的，是在非条件反射的基础上结合个体生活实践而建立起来的，例如，食物在进入口腔之前，其形状、颜色和气味引起唾液分泌的反射。条件反射比非条件反射更具有适应性意义，并使机体对环境变化具有一定的预见性。

表 1-2 非条件反射和条件反射的比较

	非条件反射	条件反射
形成	先天遗传，种族共有	后天获得
举例	吸吮反射、膝反射等	"望梅止渴"等
神经联系	有恒定、稳固的反射弧联系	有易变、暂时性的反射弧联系
中枢	大脑皮质下各中枢	大脑皮质
意义	数量有限，适应性弱	数量无限，适应性强

神经调节是人体最主要的调节方式，在功能调节中起主导作用，其特点是作用迅速、短暂而精确。

（二）体液调节

体液调节是指激素等化学物质经体液运输到达机体的组织细胞并对其功能活动进行的调节。激素经血液循环运至远隔组织器官，并影响全身多种组织器官的活动，称为全身性体液调节，如甲状腺产生的甲状腺激素，通过血液循环运送到全身各组织细胞，促进机体物质和能量代谢等过程。激素所作用的器官、细胞分别称为该激素的靶器官、靶细胞。而由组织细胞产生的一些化学物质或代谢产物（如组胺、CO_2、腺苷和乳酸等），在局部组织液内扩散，改变邻近组织细胞的活动，称为局部性体液调节。体液调节的特点是作用缓慢、广泛而持久。

考点：体液调节概念及特点

在体内，大多数分泌激素的内分泌腺直接或间接地接受神经系统的调节，体液调节成为神经调节反射弧传出通路上的一个延伸，这种调节称为神经 - 体液调节。

（三）自身调节

当内、外环境变化时，机体器官、组织或细胞不依赖神经和体液调节而发生的一种适应性反应，称为自身调节。如脑血管通过其自身的舒缩活动，保持脑血流量相对稳定。其特点是简单、局限、调节幅度小。

人体功能调节方式的比较，见表1-3。

表 1-3　人体功能调节的方式

方式	特点	意义	举例
神经调节	作用迅速、短暂而精确，以反射方式完成	是人体最主要的调节方式，具有高度协调和整合功能	吸吮反射、膝反射等非条件反射，"望梅止渴"等条件反射
体液调节	作用缓慢、广泛而持久	调节机体的新陈代谢、生长、发育和生殖等功能	生长素对人体生长发育的调节，腺苷扩张局部血管
自身调节	简单、局限、调节幅度小	在一定限度内，维持器官、组织细胞活动的稳态	脑血流量、肾血流量的调节

二、人体功能调节的自动控制

　　人体生理功能的各种调节实际上为自动反馈控制系统，它是一个闭环系统。即控制部分（如神经中枢或内分泌腺）发出指令控制受控部分（如效应器或靶器官）发生功能活动，此为通常所说的调节；而受控部分则发出反馈信息返回到控制部分，以修正和调整控制部分的活动，此过程即为反馈，如图 1-4 所示。机体通过指令控制和反馈不断往返的相互调节，使反应更加及时、适度、精确和恰到好处。反馈分为负反馈和正反馈两种方式。

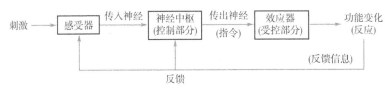

图 1-4　生理功能的反馈调节

（一）负反馈

　　人体内大多数情况下，反馈信息减弱控制部分的活动称负反馈，如动脉血压的调节。当人体受到刺激后动脉血压升高，此信息（反馈信息）传至心血管中枢（控制部分），减弱心血管中枢的升血压活动，从而使血压下降回到正常；相反，当动脉血压降低时，反馈信息又减弱心血管中枢的降血压活动，血压得以回升，从而维持血压的相对稳定。因此，负反馈调节可使某一生理过程保持相对稳定，防止过高或过低，维持稳态。

（二）正反馈

考点：负反馈、正反馈的生理意义

　　人体内少数情况下，反馈信息加强控制部分的活动称正反馈，如排尿反射。当膀胱内尿液达到一定量时，引起膀胱壁内压力感受器兴奋，通过传入神经，使腰骶髓排尿中枢兴奋，再通过传出神经，使膀胱逼尿肌收缩，尿液排出，当尿液流经后尿道时，刺激尿道感受器，产生反馈信息使排尿中枢活动继续加强，膀胱进一步收缩，直到膀胱内尿液排空为止。因此，正反馈可使机体的某一功能迅速发起，不断加强，及时完成。

　　负反馈与正反馈的比较，见表 1-4。

表 1-4　负反馈与正反馈的比较

	负反馈	正反馈
数量	很多	少
举例	血压、呼吸、体温、激素水平、稳态的调节	排尿、排便、血液凝固、射精、分娩
意义	使某一生理过程保持相对稳定，防止过高或过低，维持稳态	使机体的某一功能迅速发起，不断加强，及时完成

小结

生理学是研究生物体及其各组成部分正常功能活动规律的科学，它以体内各细胞、器官、系统的功能活动为研究对象。生命基本特征包括新陈代谢、兴奋性和生殖。机体或活的组织细胞接受刺激可产生反应，反应有兴奋和抑制两种形式，阈值为衡量兴奋性高低的标准，与兴奋性成反变关系。细胞外液是体内细胞生活的环境，称内环境。细胞必须在内环境稳态的前提条件下才能进行正常生命活动。稳态的维持需要机体的神经调节、体液调节和自身调节来完成，反馈可使功能调节更加完善。负反馈最多见，是维持稳态的重要途径，正反馈则能保证某些生理功能的快速完成。

自测题

一、名词解释

1. 兴奋性　2. 兴奋　3. 阈值　4. 内环境　5. 反射

二、填空题

1. 生命活动的基本特征有_____、_____和_____。

2. 衡量兴奋性高低的客观指标是_____，它与兴奋性呈_____关系。

3. 反应的基本表现形式有_____和_____。

4. 细胞外液即内环境包括_____、_____和脑脊液等。

5. 机体生理功能的调节方式有_____、_____和_____。

6. 神经调节的基本方式是_____，其结构基础是_____。

7. 维持稳态的重要途径是_____反馈调节。

三、选择题（A 型题）

1. 机体生命活动最基本的特征是（　　）
   A. 兴奋性　　　　　B. 收缩性
   C. 生长发育　　　　D. 新陈代谢
   E. 生殖

2. 最能反映内环境状况的体液部分是（　　）
   A. 细胞内液　　　　B. 脑脊液
   C. 血浆　　　　　　D. 淋巴液
   E. 房水

3. 正常人体内环境的理化特性经常保持（　　）
   A. 固定不变　　　　B. 相对恒定

   C. 随机多变　　　　D. 绝对平衡
   E. 以上都是

4. 人体内最重要的调节方式是（　　）
   A. 神经调节　　　　B. 体液调节
   C. 正反馈调节　　　D. 自身调节
   E. 以上均不是

5. 在反射弧分析实验中，捣毁青蛙的脑脊髓以后（　　）
   A. 反射、反应都消失
   B. 反应存在，反射消失
   C. 反射存在，反应消失
   D. 反应、反射均存在
   E. 反射、反应先消失后恢复

6. 体液调节的特点是（　　）
   A. 精确　　　　　　B. 短暂
   C. 广泛　　　　　　D. 迅速
   E. 局限

7. 属于负反馈的活动有（　　）
   A. 排尿反射　　　　B. 血液凝固
   C. 分娩过程　　　　D. 排便反射
   E. 体温调节

四、简答题

1. 何谓内环境稳态？有何生理意义？

2. 反馈有哪几种方式？负反馈有何生理意义？

（陈桃荣）

2 第 2 章　细胞的基本功能

人体所有生理功能都是在细胞的基础上进行的。细胞就像是砌房子的砖，是人体的基本结构和功能单位。要了解和认识整个人体以及各器官、系统的生理功能，就应先认识细胞的功能。细胞的功能很多，本章仅介绍细胞膜的基本功能、细胞的生物电现象和肌细胞的收缩功能。

第 1 节　细胞膜的基本功能

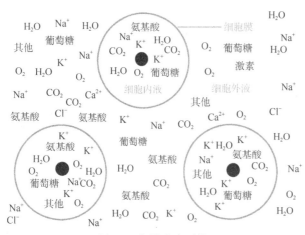

图 2-1　细胞生存环境

细胞膜是一种包裹于细胞表面的生物半透膜，它不仅发挥屏障作用，将细胞内外的物质分隔开，使细胞成为一个相对独立的功能单位，而且又是细胞与细胞外液进行物质交换、能量转换和信息传递的桥梁（图 2-1）。

细胞膜的分子结构，目前公认的是液态镶嵌模型，即在液态的脂质双分子层中镶嵌着许多具有不同功能的蛋白质（图 2-2）。

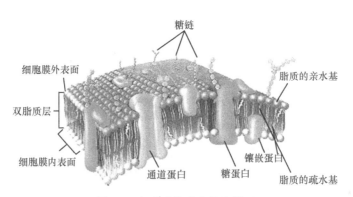

图 2-2　细胞膜的液态镶嵌模型

一、细胞膜的物质转运功能

（一）单纯扩散

单纯扩散是指脂溶性小分子物质从高浓度一侧向低浓度一侧的跨膜转运过程。扩散量的多少取决于膜两侧该物质的浓度差和膜对该物质的通透性。浓度差大、通透性大，则扩散量就多；反之就少。人体内以这种方式进行跨膜转运的物质比较确定的有 O_2、CO_2、N_2、NH_3、乙醇等。

考点：四种转运方式、转运的物质及其特点的比较

（二）易化扩散

易化扩散是指水溶性或脂溶性很小的小分子物质在膜蛋白的帮助下，由膜的高浓度一侧向低浓度一侧转运的过程。根据膜蛋白特性不同，易化扩散可分为以下两种类型。

1. 经载体易化扩散　载体是贯穿脂质双分子层的蛋白质，其好比渡船，能在细胞膜的一侧与被转运物质结合，并通过改变自身构型而将物质运至膜的另一侧（图 2-3）。葡萄糖、氨基酸等营养物质的跨膜转运就是以这种方式进行的。

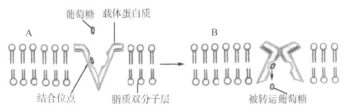

图 2-3　经载体易化扩散

经载体易化扩散有 3 个特点：①特异性：一般一种载体只转运一种特定的物质，如葡萄糖载体只转运葡萄糖，氨基酸载体只转运氨基酸。②饱和性：由于载体的数目是有限的，当转运某一物质的载体已被全部利用时，则该物质的转运量不会随其浓度的增高而增加，转运速度将达到饱和。③竞争性抑制：当某种载体可以同时转运两种或两种以上化学结构相似的物质时，其中一种物质浓度增加，将使另一种物质的转运减少。

2. 经通道易化扩散　通道是贯穿脂质双分子层的另一类蛋白质，像管道一样贯通细胞内外并带有闸门装置，闸门只有在开放时才允许物质通过，关闭时即使物质在膜两侧存在浓度差或电位差也不能转运。以这种方式转运的物质主要是各种离子（图 2-4）。已知细胞膜上的离子通道有 Na^+ 通道、K^+ 通道、Ca^{2+} 通道等，一般一种通道只允许一种离子通过，其他离子则不易或不能通过。引起通道闸门打开和关闭的因素有多种，如由膜两侧电位差变化引起的，称为电压门控通道；由化学物质（如神经递质）引起的，称为化学门控通道。

单纯扩散和易化扩散的共同点在于都是顺浓度差或顺电位差转运物质的，细胞不消耗能量，属于被动转运。

（三）主动转运

主动转运是指离子或小分子物质在膜上"泵"的作用下，逆浓度差或逆电位差的耗能转运过程。泵是一种特殊蛋白质，具有 ATP 酶的活性，故也称作 ATP 酶，它能够水解细胞内的 ATP 释放能量，并利用此能

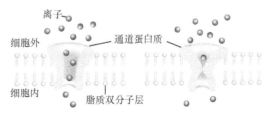

图 2-4　经通道易化扩散

考点：钠泵的特点

量完成转运过程。

细胞膜上的泵有多种，如钠泵、氢泵、钙泵等，其中最主要的是 Na^+-K^+ 泵，简称钠泵。钠泵实际上是一种 Na^+-K^+ 依赖式 ATP 酶，当细胞内 Na^+ 浓度和（或）细胞外 K^+ 浓度增高时就可被激活，激活的钠泵分解 ATP 释放能量将细胞外 K^+ 逆浓度差运至细胞内，同时将细胞内 Na^+ 逆浓度差运至细胞外，从而形成和维持细胞内高 K^+，细胞外高 Na^+ 的生理状态（图 2-5）。

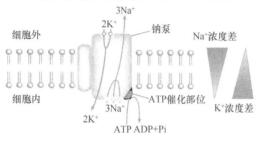

图 2-5　钠泵主动转运

例如静息状态时的神经细胞，正常情况下，其细胞内 K^+ 的浓度约为细胞外液中的 30 倍，而细胞外液的 Na^+ 浓度约为细胞内的 10 倍。这种细胞内外 Na^+、K^+ 分布的不均衡性是细胞产生生物电的离子基础。一般情况下，钠泵每分解一个 ATP 分子，便可同时将 3 个 Na^+ 泵出细胞外，将 2 个 K^+ 泵入细胞内。

据估计，哺乳动物细胞把代谢所获能量的 $20\% \sim 30\%$ 用于钠泵工作，可见主动转运是人体最重要的物质转运形式。

有些物质主动转运所需的能量不是直接来自 ATP 的分解，而是来自钠泵活动所建立的离子浓度差，在离子顺浓度差扩散的同时将其他物质逆浓度差或电位差进行跨膜转运，这种间接利用 ATP 能量的主动转运过程称为继发性主动转运。见于葡萄糖和氨基酸在小肠黏膜上皮细胞的吸收以及在肾小管上皮细胞的重吸收等。

（四）入胞和出胞

细胞膜转运大分子或团块物质的有效方式是入胞和出胞。两者都涉及细胞膜的复杂运动，均属于耗能性转运过程（图 2-6）。

1. 入胞　入胞是大分子物质或团块物质（如大分子营养物质、细菌、病毒、异物等）借助细胞膜形成吞噬泡或吞饮泡进入细胞的过程。固体物质进入细胞的过程称为吞噬，如巨噬细胞和中性粒细胞吞噬细菌的过程；液体物质进入细胞的过程称为吞饮，几乎发生于所有细胞。

2. 出胞　出胞是大分子物质经细胞膜的运动以分泌囊泡的形式排出细胞外的过

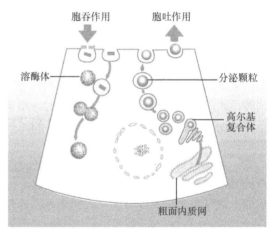

图 2-6　入胞出胞转运

程。主要见于细胞的分泌活动，如内分泌腺细胞分泌激素、消化腺细胞分泌消化酶、神经末梢释放递质等。

细胞膜对物质转运的四种方式各有其特点，见表 2-1。

表 2-1　细胞膜对物质转运的四种方式

转运方式	转运的物质	途径	是否耗能	转运方向
单纯扩散	O_2、CO_2 等小分子脂溶性物质	直接透过	不耗	顺浓度差
经载体易化扩散	葡萄糖、氨基酸等水溶性小分子	载体蛋白	不耗	顺浓度差
经通道易化扩散	Na^+、K^+ 等离子	通道蛋白	不耗	顺浓度差或电位差

续表

转运方式	转运的物质	途径	是否耗能	转运方向
主动转动	Na⁺、K⁺等离子，葡萄糖、氨基酸等水溶性小分子	泵蛋白释放能量	耗能	逆浓度差或电位差
入胞出胞	大分子或团块物质（蛋白质、细菌等）	细胞膜运动	耗能	入胞：进细胞 出胞：出细胞

二、细胞膜的受体功能

能选择性地与某些化学物质相结合并引发细胞一定生理效应的特殊蛋白质称为受体。受体可存在于细胞膜（膜受体）和细胞内（胞质受体或核受体），主要是膜受体。受体的主要作用：①能识别体液中的特殊化学物质（如神经递质、激素等）并与之相结合，就像一把钥匙配一把锁，保证了信息传递的准确性。②能转发化学信息，激活细胞内许多酶系统产生生理效应，从而调节细胞的功能活动。

考点：受体的概念

第 2 节　细胞的生物电现象

电无处不在，体外有体内同样也有。生物体内细胞在安静或活动时伴有的电现象，称为生物电现象。生物电现象是生命活动过程中普遍存在的生理现象，包括静息电位和动作电位。

链接

生物电的发现

1780 年，意大利生物学家伽伐尼把一只解剖好的青蛙放在实验台上，实验台上还放有一部感应起电机。助手无意中将解剖刀的刀尖碰到了青蛙腿上暴露的神经，蛙腿猛地抽动了一下，同时，电机的电极跳了一个火花，助手吓了一跳，不敢相信眼前的事实，他再次用刀尖接触青蛙腿上的神经，这回他清清楚楚地看见青蛙腿在抽动。助手把这偶然发现的奇怪现象告诉伽伐尼，立即引起了他的注意。经过一系列研究，伽伐尼证实了生物电的存在。1792 年，伽伐尼发表了著名论文《论肌肉运动中的电力》，引起世人瞩目。

一、静　息　电　位

（一）静息电位的概念

静息状态下存在于细胞膜内、外两侧的电位差，称为静息电位。静息电位的测量方法如图 2-7 所示。将示波器上的两个电极均置于安静状态下的神经纤维细胞膜外表面（图 2-7，A）或均插入细胞内（图 2-7，B）时，示波器荧光屏上的光点在零电位线上做横向扫描，表明细胞膜外表面任意两点之间或细胞内任意两点之间的电位相等，没有电位差。但如果将一个电极置于细胞膜外表面任意一点，另一个电极插入细胞膜内任意一点时，位于零电位的光点瞬间下降，达到一定水平后继续做横向扫描（图 2-7，C），表明细胞安静时细胞膜内外两侧存在电位差，且膜内低，带有负电荷，膜外高，带有正电荷。若将膜外电位设为 0，那么膜内电位即为负值，二者差值则为静息电位。静息电位用膜内电位表示，故静息电位是负值。不同细胞其静息电位的数值也不同，但大都位于 -10 ～

考点：静息电位概念及产生原理，极化、去极化、超极化、复极化概念

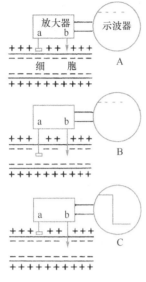

图 2-7　静息电位实验观察

-100mV。如哺乳动物肌细胞和神经细胞的静息电位为 -70 ～ -90mV，红细胞约为 -10mV 等。

通常把细胞安静时所保持的膜外带正电、膜内带负电的状态称为极化。极化同静息电位一样都是细胞处于静息状态的标志。若静息电位绝对值增大，则称为超极化；静息电位绝对值减小，则称为去极化或除极化；膜电位从负值变为正值，则称为反极化；细胞去极化或反极化后，膜电位再向极化方向恢复，则称为复极化。

（二）静息电位的产生机制

关于静息电位的产生机制，目前用离子流学说来解释。该学说认为，产生生物电有两个前提条件：①细胞膜内外一些离子的分布和浓度不同；②在不同状态下，细胞膜对各种离子的通透性不同。已知由于细胞膜上钠泵的原因，导致膜两侧离子的浓度很不相同（表 2-2），细胞外 Na^+、Cl^- 浓度高，细胞内 K^+、A^-（蛋白质大分子）浓度高。而安静时，膜对 K^+ 的通透性较大，对 Na^+ 和 Cl^- 的通透性很小，甚至对 A^- 没有通透性。所以，细胞安静时主要表现为 K^+ 顺着浓度差向膜外扩散，导致膜外正电荷增多，另外，K^+ 外流也要吸引带负电荷的蛋白质向膜外移动，但因膜对其无通透性而被阻隔在膜内，使得膜外正电荷、膜内负电荷同时增多，形成了内负外正的电位差。这种电位差形成的电场力（膜外正电场排斥 K^+，膜内负电场吸引 K^+）阻止 K^+ 继续外流。当促使 K^+ 外流的动力（浓度差）与阻止 K^+ 外流的阻力（电位差）两种方向相反的力量达到平衡时，K^+ 的净外流为零，这时膜两侧正负电荷所形成的电位差就维持在一个稳定状态，此即为静息电位。可以说，静息电位主要是 K^+ 外流所形成的电 - 化学平衡电位。

表 2-2　哺乳动物骨骼肌细胞内外主要离子分布及膜对离子通透性

主要离子	膜内浓度（mmol/L）	膜外浓度（mmol/L）	膜内膜外浓度比	膜对离子通透性
K^+	155	5	31：1	大
Na^+	12	145	1：12	很小
Cl^-	4	116	1：29	次之
A^-（蛋白质）	155			无

二、动作电位

（一）动作电位的概念

动作电位是指细胞受到有效刺激后，在静息电位的基础上产生的快速、可扩布的电位变化。

用示波器在神经纤维上记录到的动作电位波形包括一个上升支和一个下降支（图 2-8）。上升支反映膜的去极化和反极化过程，此时膜电位由 -70mV 迅速上升至 +35mV，膜电位高于零电位的部分称为超射；下降支反映膜的复极化过程，此时膜电位由 +35mV 迅速下降至 -70mV。动作电位整个过程历时短暂，形成尖峰式波形，称为锋电位。锋电位下降支在最后恢复到静息电位水平以前，膜电位还要经历一些变化微小而缓慢的波动，称为后电位。

（二）动作电位的产生机制

1. 上升支 当细胞接受刺激而兴奋时，首先使被刺激部位细胞膜上的少量 Na^+ 通道开放，细胞外的少量 Na^+ 顺浓度差和电位差内流，导致静息电位值减小，膜发生局部去极化，当静息电位减小到某一数值（即阈电位：能够引起细胞膜上 Na^+ 通透性突然增大的临界膜电位值）时，膜上 Na^+ 通道大量开放，Na^+ 便顺着浓度差和电位差，从细胞外快速、大量内流，细胞内正电荷快速增加，使膜内负电位迅速消失并转为正电位出现反极化状态。不过，此时由电位差形成的电场力构成了 Na^+ 继续内流的

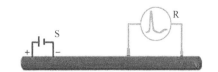

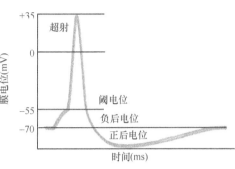

图 2-8 神经纤维动作电位

考点：动作电位概念及产生机制、阈电位概念

阻力。当促使 Na^+ 内流的浓度差（动力）和阻止 Na^+ 内流的电场力（阻力）两者达到平衡时，Na^+ 的净内流为零，膜电位达最大值（即 Na^+ 平衡电位），形成动作电位的上升支。

2. 下降支 当 Na^+ 内流达平衡电位时，Na^+ 通道迅速关闭，而此时膜上 K^+ 通道打开，于是 K^+ 便顺着浓度差和电位差快速外流，膜电位下降直至恢复到静息电位水平，形成动作电位的下降支。

动作电位的发生，使膜内 Na^+ 浓度和膜外 K^+ 浓度都有所增加，于是钠泵便被激活，将细胞内增多的 Na^+ 泵出，将细胞外增多的 K^+ 泵入，以恢复细胞安静状态时细胞内高 K^+，细胞外高 Na^+ 的分布状态，为下次动作电位的产生做好准备，使细胞的正常兴奋性得以维持。

简言之，动作电位的上升支就是 Na^+ 大量、快速内流形成的 Na^+ 平衡电位，下降支则主要是 K^+ 快速外流所致，复极后钠泵活动恢复细胞内高 K^+，细胞外高 Na^+ 的特殊分布状态。

（三）动作电位的引起和传导

动作电位是各种可兴奋细胞接受刺激后产生兴奋的本质变化，因此可作为细胞产生兴奋的标志。兴奋即意味着动作电位的产生，神经纤维传导兴奋即传导动作电位。

1. 动作电位的引起 实验证明，一次阈刺激或阈上刺激作用于细胞时，细胞膜可发生去极化达到阈电位触发动作电位，即可兴奋细胞产生兴奋。而一次阈下刺激激活膜上的 Na^+ 通道较少，局部去极化（局部电位）微弱未能达到阈电位水平，故不能引发动作电位。但连续给予数个阈下刺激或相邻膜上同时受到数个阈下刺激时，它们引起的去极化可以在时间和空间上叠加总和，达到阈电位也可引起动作电位。故膜电位去极化达到阈电位是引起细胞兴奋的必要条件。阈电位的绝对值通常比静息电位小 $10 \sim 20mV$。如神经细胞的阈电位约为 $-55mV$。

考点：动作电位引起的条件及传导特点

2. 动作电位的传导 细胞膜任何一部位受刺激而兴奋时，产生的动作电位就会沿着细胞膜传遍整个细胞，从而完成兴奋在同一细胞上的传导。神经纤维传导的动作电位或锋电位称为神经冲动。

（1）传导原理：细胞膜某一部位受刺激而兴奋时，膜两侧呈内正外负的反极化状态，而相邻未兴奋部位则为内负外正。由于膜两侧的溶液都可导电，引起正电荷向负电荷移

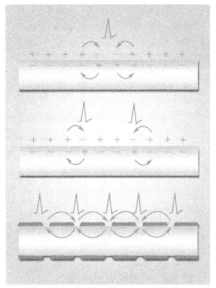

图 2-9　神经纤维兴奋的传导原理

动，从而形成局部电流。通过局部电流形成对未兴奋部位的有效刺激，使其发生去极化，当未兴奋部位去极化达阈电位水平时则引发新的动作电位产生，从而转变为新的兴奋部位。因此，细胞膜上兴奋的传导就是通过局部电流这种形式实现的（图 2-9）。

（2）传导特点：①不衰减性：动作电位一旦产生，就会沿着整个细胞膜进行扩布，且电位幅度不会因扩布距离增大而减小，从而保证了远程信息传导的准确性。②"全或无"现象：动作电位要么不产生（无），一旦产生就达到最大（全），其幅度、传导速度不受原初刺激和传导距离的影响。③双向传导：刺激神经纤维的中段，兴奋可从受刺激部位向相反的两个方向进行传导。

静息电位和动作电位的比较见表 2-3。

表 2-3　神经细胞静息电位和动作电位的比较

	静息电位	动作电位
产生	细胞处于安静状态、未受刺激作用	细胞受到刺激而产生兴奋时
机制	K^+ 外流形成的 K^+ 平衡电位	上升支：Na^+ 大量、迅速内流形成的 Na^+ 平衡电位 下降支：K^+ 外流
意义	细胞处于极化（安静）状态的标志	细胞产生兴奋的标志
特点	是内负外正的稳定电位，呈极化状态。不能传播	快速、短暂、可逆的电位变化，包括上升支和下降支。呈全或无现象，能远距离不衰减性传播

链接

生物电的临床应用

生物电现象是一切活细胞活动过程中始终伴随的共同变化。临床上广泛应用的心电图（ECG）、脑电图（EEG）、肌电图（EMG）、视网膜电图（ERG）、耳蜗电图（Eco Ch）等，就是心脏、大脑皮质、骨骼肌、视网膜和耳蜗等器官组织活动时，通过特殊的仪器记录下来的生物电变化的图形。这些图形是各器官许多细胞电变化的综合反映。生物电现象是各器官实现各自功能的生物物理基础。一旦某器官的结构或功能发生改变，该器官的生物电活动也可能发生相应的变化。据此，通过检查某些器官的生物电变化，可辅助诊断某些疾病。

第 3 节　肌细胞的收缩功能

人体各种形式的运动都是通过肌肉的收缩和舒张来完成的。人体的肌肉组织分为 3 种：骨骼肌、心肌和平滑肌。它们在结构和功能上虽有差异，但收缩过程和机制却基本相似。下面以骨骼肌为例来说明肌细胞的收缩功能。

一、骨骼肌的收缩机制

骨骼肌细胞（骨骼肌纤维）内含有大量沿细胞长轴行走的肌原纤维。显微镜下观察，每条肌原纤维内有交替排列的浅色明带和深色暗带。暗带中部相对较透明的区域叫 H 带，H 带中央有一条横向的线，称 M 线。明带中央也有一横线，称 Z 线。相邻两条 Z 线之间的区域称为肌节，由 1/2 明带 +1 个暗带 +1/2 明带组成，肌节是肌原纤维的结构和功能单位。肌原纤维由更细的粗肌丝和细肌丝平行排列而成。粗肌丝位于暗带，其中点借 M 线固定，两端游离并有称为横桥的小突起伸向周围。细肌丝位于 Z 线的两侧，一端固定于 Z 线，另一端伸入暗带内的粗肌丝之间，直达 H 带的边缘（图 2-10）。

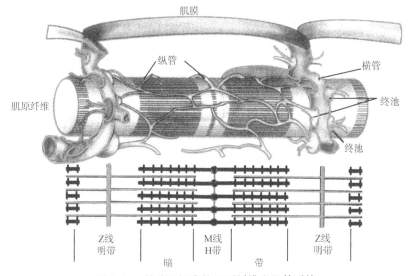

图 2-10　骨骼肌细胞的肌原纤维和肌管系统

（一）肌丝滑行过程

1. 肌丝的分子组成和横桥的特性　肌丝是肌细胞收缩的物质基础，内含粗、细两种不同的肌丝。

粗肌丝主要由许多肌球蛋白分子构成。一个肌球蛋白分子分为头和杆两部分。其杆平行排列聚合成束形成粗肌丝的主干，头部则有规则地裸露在粗肌丝表面，形成与细肌丝垂直排列的横桥（图 2-11）。横桥是拉动细肌丝滑行的直接发动者，主要作用：①能与细肌丝的肌动蛋白分子可逆性结合，带动其向 M 线滑行；②具有 ATP 酶的作用，可分解 ATP 释放能量，以供横桥摆动。

细肌丝由肌动（纤）蛋白、原肌球蛋白和肌钙蛋白 3 种蛋白分子构成。许多球形的肌动蛋白分子聚合成双螺旋结构，形成细肌丝的主干，其上有与横桥结合的位点；横桥如与肌动蛋白结合，即可拉动细肌丝滑行；反之，如果与它分离，则滑行停止。原肌球

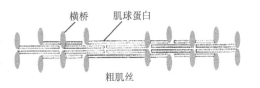

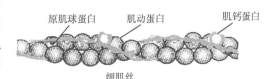

图 2-11　粗、细肌丝的分子组成

蛋白分子也聚合成细丝状双螺旋结构，缠绕在肌动蛋白上，遮盖了与横桥结合的位点，阻止了它们的结合；肌钙蛋白呈球形，以一定的间隔结合在原肌球蛋白上，与 Ca^{2+} 有很强的亲和力（图 2-11）。

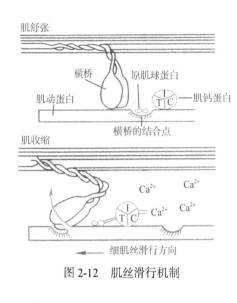

图 2-12　肌丝滑行机制

2. 骨骼肌的收缩过程　肌丝滑行学说认为，肌肉收缩并非粗、细肌丝的缩短或卷曲，而是细肌丝在粗肌丝之间朝向 M 线滑行的结果。肌丝滑行使肌节长度缩短，从而引起肌原纤维缩短和肌细胞收缩。

当肌细胞膜兴奋引起肌浆中的 Ca^{2+} 浓度升高时，肌钙蛋白与 Ca^{2+} 结合，并发生构型改变，牵拉原肌球蛋白移位，暴露出肌动蛋白上与横桥结合的位点，引发横桥与肌动蛋白结合，横桥上 ATP 酶被激活，分解 ATP 释放能量，供横桥扭动，从而拉动细肌丝在粗肌丝之间向 M 线方向滑行，导致肌节缩短，肌肉收缩。当肌浆中的 Ca^{2+} 浓度降低时，肌钙蛋白与 Ca^{2+} 分离，恢复原来的构型，原肌球蛋白复位，阻碍横桥与肌动蛋白结合，细肌丝回到原来位置，肌小节长度恢复，肌肉舒张（图 2-12）。

（二）骨骼肌的兴奋-收缩耦联

考点：兴奋-收缩耦联概念、关键因子

兴奋-收缩耦联是指把肌细胞的兴奋和肌细胞的收缩联系起来的中介过程。耦联的结构基础是肌管系统中的三联管，其关键的耦联因子是 Ca^{2+}。

肌管系统是包绕在每条肌原纤维周围的膜性管状结构，包括横管和纵管两个系统。横管由肌细胞膜在 Z 线水平垂直向内凹陷而成，与肌细胞外液相通，可将肌膜上的动作电位传导到肌细胞深部；纵管与肌原纤维相平行，相互吻合形成肌质网。纵管两端接近横管处的膨大部分称为终池，内贮大量 Ca^{2+}。一个横管和其两侧的终池合称三联管（图 2-10）。

肌肉收缩活动中，都是肌细胞膜先出现动作电位，兴奋沿细胞膜传至横管深处，通过三联管使终池膜上 Ca^{2+} 通道开放，终池内的 Ca^{2+} 释放入肌浆中，使肌浆中 Ca^{2+} 浓度升高，从而引起肌丝滑行（即肌细胞收缩）。当神经冲动停止时，肌膜及横管膜电位恢复，终池膜 Ca^{2+} 通道关闭，Ca^{2+} 泵激活，将 Ca^{2+} 泵回终池贮存，肌浆中 Ca^{2+} 浓度降低，引起肌细胞舒张。

综上所述，兴奋-收缩耦联可概括为三个阶段：①电兴奋信息传至横管区；②信息在三联管的传递；③终池对 Ca^{2+} 的释放和回收。

二、骨骼肌的收缩形式

人体骨骼肌兴奋后引起的收缩，可因条件不同而有不同的收缩形式。

（一）等长收缩和等张收缩

肌肉收缩时，若只有肌张力的增加而长度不变称为等长收缩，只有长度的缩短而肌张力不变称为等张收缩。

肌肉收缩时，首先产生肌张力以克服负荷。当产生的肌张力小于肌肉收缩所遇到负荷时，表现为等长收缩。当肌张力增加到等于或大于负荷时，肌肉出现缩短，若此时肌张力不再增加，则为等张收缩。但人体骨骼肌的收缩，大多数情况下既有肌张力的增加，也有长度的缩短，为混合形式。

（二）单收缩和强直收缩

单收缩是指肌肉受到一次刺激引起的一次收缩，包括收缩期和舒张期两部分。人体内心肌的收缩是单收缩。

强直收缩是指肌肉受到连续刺激时出现的强而持久的收缩。由于刺激的频率不同，强直收缩又可分为两种：①不完全强直收缩：连续刺激的频率较低，后一刺激出现在前一次收缩的舒张期内，表现为肌肉未完成舒张又发生新的收缩，记录的收缩曲线是锯齿状。②完全强直收缩：连续刺激的频率较高，后一刺激出现在前一次收缩的收缩期内，则出现收缩的叠加现象，记录的是一条平滑的收缩曲线（图 2-13）。

考点： 骨骼肌收缩形式、强直收缩概念

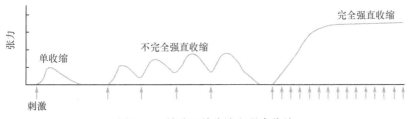

图 2-13　骨骼肌单收缩和强直收缩

正常体内由于躯体运动神经发出的冲动都是快速连续的，故骨骼肌的收缩形式都属于强直收缩。强直收缩可产生更大的收缩张力，利于机体做功。

小结

细胞的生命活动有赖于细胞的跨膜物质转运。其中，被动转运是顺电 - 化学差进行的，不消耗能量，包括单纯扩散和易化扩散。主动转运是逆电 - 化学差进行的，需消耗能量，是人体最重要的转运形式。出胞和入胞主要转运大分子物质。人体内细胞伴有生物电现象，静息电位主要由 K^+ 外流形成，细胞膜电位不同表现出极化、去极化、反极化、超极化和复极化状态；而动作电位是细胞兴奋的标志，其形成涉及 Na^+ 内流、K^+ 外流和钠泵工作。局部电流是动作电位传导的机制。肌肉收缩是细肌丝在粗肌丝之间滑行的过程，表现为肌节缩短，兴奋 - 收缩耦联的关键因子是 Ca^{2+}。

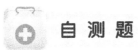

自 测 题

一、名词解释
1. 易化扩散　2. 静息电位　　　3. 去极化
4. 阈电位　　5. 兴奋 - 收缩耦联　6. 强直收缩

二、填空题

1. 细胞膜是一种以_____为基架，其中镶嵌着具有多种功能_____的结构。

2. 逆浓度差或电位差进行的物质跨膜转运形式是_____，其能量来源于_____的分解。

3. 细胞膜内外 Na^+ 和 K^+ 的不均匀分布需要靠_____转运来维持，就其化学本质来说它是一种_____，当细胞内_____浓度增高或细胞外_____浓度增高时被激活。

4. 细胞安静时所保持的膜外带正电、膜内带负电的状态称_____状态。

5. 引起神经细胞动作电位上升支的离子基础是_____，下降支的离子基础则是_____。

6. 动作电位的传导特点是_____、_____和_____。

7. 骨骼肌细胞兴奋-收缩耦联的结构基础是_____，关键因子是_____。

8. 从地面提起重物时，肌肉自开始收缩到重物被提起前的收缩形式是_____；自肌肉开始缩短而重物被提起后的收缩形式则为_____。

三、选择题（A 型题）

1. 人体内 O_2、CO_2 等脂溶性物质进出细胞是通过下列哪种方式进行的（   ）
   A. 入胞、出胞作用　　B. 单纯扩散
   C. 易化扩散　　　　　D. 渗透
   E. 主动转运

2. 下列关于易化扩散的描述，错误的是（   ）
   A. 顺浓度差和电位差
   B. 葡萄糖可通过易化扩散进行跨膜转运
   C. 通道蛋白质的物质转运有特异性
   D. 易化扩散类型有经载体和经通道易化扩散
   E. 载体蛋白质与被转运物之间没有特异性

3. 能与化学物质特异性结合并产生生理效应的蛋白质是（   ）
   A. 通道蛋白　　　　　B. 泵蛋白
   C. 受体蛋白　　　　　D. 载体蛋白
   E. 肌动蛋白

4. 葡萄糖进入红细胞是通过（   ）
   A. 钠钾泵　　　　　　B. 通道
   C. 载体　　　　　　　D. 受体
   E. G- 蛋白

5. 细胞膜内电位由 +30mV 变成 -90mV 的过程是（   ）
   A. 超极化　　　　　　B. 去极化
   C. 极化　　　　　　　D. 复极化
   E. 以上都不是

6. 神经细胞动作电位去极化过程中的 Na^+ 转移主要是（   ）
   A. 单纯扩散　　　　　B. 经载体易化扩散
   C. 经通道易化扩散　　D. 主动转运
   E. 出胞

7. 大多数可兴奋细胞接受刺激发生反应的共同表现是产生（   ）
   A. 收缩活动　　　　　B. 腺体分泌
   C. 动作电位　　　　　D. 局部电位
   E. 递质释放

8. 整体内，骨骼肌的收缩形式是（   ）
   A. 强直收缩　　　　　B. 单收缩
   C. 等张收缩　　　　　D. 等长收缩
   E. 以上都不是

9. 完成骨骼肌收缩和舒张最基本的功能单位是（   ）
   A. 肌丝　　　　　　　B. 肌节
   C. 粗肌丝　　　　　　D. 肌原纤维
   E. 肌细胞带

10. 骨骼肌完全性强直收缩是由于（   ）
    A. 刺激时间延长
    B. 刺激强度增大
    C. 肌肉功能状态良好
    D. 刺激频率加快，新的刺激出现在前一次收缩的舒张期
    E. 刺激频率加快，新的刺激出现在前一次收缩的收缩期

四、简答题

1. 简述细胞膜对物质转运的常见形式及其特点。
2. 比较静息电位与动作电位的主要区别。
3. 试述钠泵的特点及其生理意义。

（何永芳）

3

第3章　血　液

血液是一种流体组织，充满于心血管系统中，在心脏的推动下不断周而复始地循环流动。血液最基本的功能是运输，例如，运输 O_2、营养物质和激素到各器官、细胞，运输代谢产物、CO_2 以排出体外。血液还具有缓冲功能，血液中的多种缓冲对可缓冲进入血液中的酸性或碱性物质，从而保持血浆 pH 的相对恒定；血液中的水分可吸收和运送热量，有利于维持体温的相对稳定。此外，血液中的白细胞和免疫活性物质具有防御功能，生理性止血对机体有保护作用。可见，血液在维持机体内环境稳态中发挥重要作用。如果流经体内任何器官的血流量不足，均可能造成严重的组织损伤；人体大量失血或血液循环严重障碍，将危及生命。

第1节　血液的组成和理化特性

一、血液的组成

血液由血浆和血细胞组成，其中血细胞又分为红细胞（RBC）、白细胞（WBC）和血小板（PLT）。从浅表静脉抽出一定量的血液经抗凝剂处理后，置于比容管中进行离心，离心后血液被分为三层（图3-1）。上层浅黄色透明的液体为血浆，下层深红色不透明的为红细胞，中间一薄层灰白色不透明的为白细胞和血小板。血细胞占全血容积的百分比，称为血细胞比容。正常成年男性血细胞比容为 40%～50%，女性为 37%～48%。血细胞比容的测定，可以反映血液中血细胞和血浆的相对含量关系。当血细胞数量或血浆容量改变时，血细胞比容也发生相应的改变。例如，某些贫血病人的血细胞比容减小，而严重脱水病人的血细胞比容则增大。

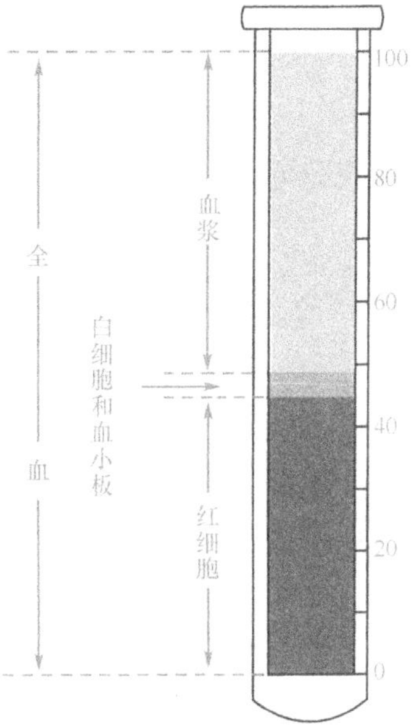

考点：血液组成，血细胞比容概念、正常值及生理意义

二、血液的理化特性

（一）颜色

血液的颜色取决于红细胞内血红蛋白的颜色，而血红蛋白的颜色取决于构成血红蛋白的金属的颜色，人类的血红蛋白含有铁元素，故血液呈红色。动脉血含氧合血红蛋白多，呈鲜红色；静脉血含氧合血红蛋白少，还原血红蛋白多，呈暗红色。血浆因含微量胆色素而呈淡黄色。

图 3-1　血液的组成

（二）比重

正常人全血比重为 1.050 ～ 1.060，血液中红细胞数量越多，全血比重越大；血浆的比重为 1.025 ～ 1 030，其大小主要取决于血浆蛋白含量；红细胞比重为 1.090 ～ 1.092，其大小与红细胞内血红蛋白含量呈正变。

（三）黏度

通常在体外测定血液或血浆与水相比的相对黏度。正常人全血的相对黏度为 4 ～ 5，血浆的黏度为 1.6 ～ 2.4。全血的黏度主要取决于红细胞数量，血浆的黏度主要取决于血浆蛋白的含量。如严重贫血患者红细胞数减少，血液黏度降低；大面积烧伤的病人，因血浆水分渗出，红细胞数量相对增多，血液黏度增高。血流阻力与血液黏度呈正变。当血液黏度增大时，可使血流阻力增大，妨碍血液循环正常进行。

（四）血浆渗透压

渗透压是溶液的一种基本特征，正常值约 770kPa 或 5790mmHg。其大小与血浆中溶质颗粒数目的多少成正比，与溶质颗粒的性质和大小无关。其种类及作用详见后述。

（五）酸碱度

考点：血浆 pH

正常人血浆 pH 为 7.35 ～ 7.45，其相对稳定主要依靠血浆中缓冲对的作用。血浆中最主要的缓冲对是 $NaHCO_3/H_2CO_3$，机体每天在代谢过程中，均会产生一定量的酸性或碱性物质并不断地进入血液，都可能影响到血液的酸碱度，但在缓冲系统的作用下，特别是肺、肾能排出体内过多的酸或碱，使血浆 pH 一般能够保持相对恒定，这对维持机体的正常代谢和功能活动非常重要。

护考链接

1. 判断机体酸碱平衡最基本的指标是（　　）

A. pH　　　　B. HCO_3^-　　　　C. BE　　　　D. H^+　　　　E. $PaCO_2$

分析：血液酸碱度通常用 pH 表示。病理情况下，若血浆 pH 高于 7.45 称为碱中毒，低于 7.35 时为酸中毒。故答案为 A。

2. 机体调节酸碱平衡最迅速的途径是（　　）

A. 血液缓冲系统　　　　B. 肺　　　　C. 肾

D. 皮肤　　　　E. 细胞内外离子交换

分析：血液缓冲系统作用快，是最迅速的酸碱平衡调节途径，但最终还需要通过肺、肾将过多的酸碱物质排出。故答案为 A。

第 2 节　血　浆

血浆是血细胞的细胞外液，也是沟通各部分组织液以及和外环境进行物质交换的场所。1L 血浆中含有水 910 ～ 920g（91% ～ 92%），溶质 80 ～ 90g（8% ～ 9%）。溶质主要为血浆蛋白、电解质、非蛋白有机物和一些气体。因此，血浆各种成分的测定可及时反映机体内环境的变化和了解某些器官的功能状态。

一、血浆的成分及其作用

（一）水

血浆中含水 90% 以上，血浆中的营养物质、代谢产物均是溶解于水中而被运输，水还能运输热量，参与体温调节。

（二）血浆蛋白

血浆蛋白是血浆中多种蛋白质的总称。正常成人血浆蛋白含量为 65～85g/L，主要分为白蛋白、球蛋白、纤维蛋白原三类。它们的正常含量及主要生理作用见表 3-1。

考点：正常成人血浆蛋白种类、含量及主要生理作用

表 3-1　正常成人血浆蛋白含量及主要生理作用

血浆蛋白种类	正常含量（g/L）	主要生理作用
白蛋白（A）	40～48	形成胶体渗透压、缓冲作用、运输功能
球蛋白（G）	15～30	免疫功能、运输功能
纤维蛋白原	2～4	参与血液凝固

（三）无机盐

血浆中的无机盐约占血浆总量的 0.9%，主要以离子状态存在。正离子以 Na^+ 为主，还有 K^+、Ca^{2+}、Mg^{2+} 等；负离子主要是 Cl^-，还有 HCO_3^-、HPO_4^{2-} 等。它们的主要功能是形成血浆晶体渗透压，维持酸碱平衡和神经肌肉的兴奋性等。

（四）非蛋白含氮化合物

血浆中除蛋白质以外的含氮化合物总称为非蛋白含氮化合物（如尿素、尿酸、肌酸、肌酐等）。它们是体内蛋白质和核酸的代谢产物，主要经肾排出体外。这些化合物中所含的氮称非蛋白氮（NPN）。正常人血液中 NPN 含量为 14～25mmol/L。临床上测定其含量有助于了解蛋白质的代谢情况和肾的排泄功能。

二、血浆渗透压

（一）血浆渗透压的形成及正常值

血浆渗透压（约为 5790mmHg 或 770kPa）包括血浆晶体渗透压和血浆胶体渗透压。血浆晶体渗透压占 99% 以上，由溶解于血浆的无机盐、葡萄糖、尿素等（80% 来自 Na^+ 和 Cl^-）小分子晶体物质形成；血浆胶体渗透压是由血浆蛋白等大分子物质形成的，主要由白蛋白维持，约为 25mmHg 或 3.3kPa。

考点：血浆晶体渗透压和血浆胶体渗透压的主要形成物质

（二）血浆渗透压的生理作用

1. 血浆晶体渗透压　晶体物质可自由通过毛细血管壁，因此，血浆与组织液晶体渗透压相等，血浆晶体渗透压不会影响血管内外水分交换。但因晶体物质不易通过细胞膜，故血浆晶体渗透压能调节细胞内外的水平衡。一旦血浆晶体渗透压降低时，红细胞内的渗透压相对较高，水分被吸入红细胞内，进入红细胞内的水分增多，导致红细胞逐渐膨大，甚至破裂。红细胞破裂，血红蛋白逸出，这种现象称为溶血。相反，若血浆晶体渗透压升

高, 红细胞内的水分则被吸入血浆而减少, 可引起红细胞皱缩 (图 3-2)。溶血和皱缩都使红细胞的形态被破坏而难以发挥正常生理功能。因此, 血浆晶体渗透压的相对稳定, 对维持细胞内外水平衡和保持红细胞正常形态、功能起重要作用。

考点: 血浆晶体渗透压、血浆胶体渗透压的生理作用、等渗溶液

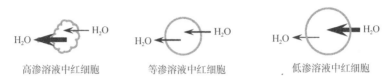

图 3-2　血浆晶体渗透压对红细胞的作用

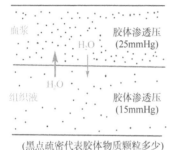

(黑点疏密代表胶体物质颗粒多少)

图 3-3　血浆胶体渗透压的生理作用

临床上为患者输液时, 应根据实际需要, 选用不同渗透压的溶液。渗透压与血浆渗透压相等的溶液称为等渗溶液。常用的等渗溶液包括 0.9% NaCl 溶液和 5% 葡萄糖溶液。高于或低于血浆渗透压的溶液分别称为高渗溶液和低渗溶液。

2.血浆胶体渗透压　因血浆蛋白不易透过毛细血管壁, 生理情况下, 血浆胶体渗透压高于组织液胶体渗透压, 故血浆胶体渗透压能吸引组织液中的水分子进入血管, 以维持血容量 (图 3-3)。若血浆胶体渗透压降低, 液体将滞留于血管外, 导致组织水肿。因此, 血浆胶体渗透压对调节毛细血管内外水分的交换, 维持正常血容量有重要作用。

血浆晶体渗透压和胶体渗透压的比较见表 3-2。

表 3-2　血浆渗透压的形成及生理作用

血浆渗透压	形成	特点	生理作用
晶体渗透压	无机盐、葡萄糖、尿素等小分子晶体物质, 主要是 NaCl	晶体物质颗粒数目多, 渗透压数值大	维持细胞内外水平衡和保持红细胞正常形态、功能
胶体渗透压	血浆蛋白等大分子有机物, 主要是白蛋白	胶体物质颗粒数目少, 渗透压数值小	调节毛细血管内外水分的交换, 维持正常血容量

第 3 节　血　细　胞

案例 3-1

患者女性, 45 岁。活动后心悸发作 2 年余, 伴面色苍白, 神疲乏力, 头晕, 视目昏花, 多梦而夜寐不酣, 食欲减退, 腹泻等症状。经诊断为缺铁性贫血。

问题: 1.贫血病人为什么会感到头晕乏力?

2.贫血的原因是什么? 还有哪些常见原因也可引起贫血?

一、红　细　胞

(一) 红细胞的正常值和功能

正常成熟的红细胞呈双凹圆盘状, 无细胞核, 细胞质内含大量的血红蛋白, 直径为

7～8μm。我国正常成年男性红细胞数值为（4.0～5.5）×10¹²/L，血红蛋白为 120～160g/L；女性红细胞数值为（3.5～5.0）×10¹²/L，血红蛋白为 110～150g/L。新生儿的红细胞数值为（6.0～7.0）×10¹²/L。血红蛋白为 170～200g/L。红细胞的主要生理功能是运输氧和二氧化碳。该功能是由红细胞内的血红蛋白完成的。若红细胞破裂溶血，血红蛋白逸出，将失去运输气体的功能。此外，红细胞内含有多种缓冲对，能缓冲血液酸碱变化。

考点：红细胞、血红蛋白的正常值及功能

（二）红细胞的生理特性

1. 可塑变形性 红细胞在血管中循环流动时，常要挤过口径比它小的毛细血管和血窦间隙，这时红细胞将发生变形（图 3-4），通过之后又恢复原状，这种变形称为可塑性变形。红细胞的形状为双凹圆盘状，使表面积与体积之比较球形时大，有利于红细胞的可塑性变形。正常红细胞变形能力很大，衰老的红细胞和球形红细胞变形能力较差。

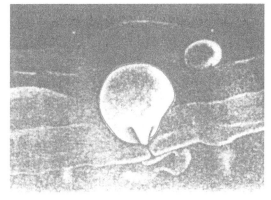

图 3-4 红细胞挤过脾窦内皮细胞裂隙

2. 渗透脆性 红细胞在低渗溶液中发生膨大、破裂和溶血的特性，称为红细胞的渗透脆性。把正常人的红细胞置于一系列浓度递减的低渗 NaCl 溶液中，当 NaCl 浓度降至 0.42% 时部分红细胞开始破裂溶血，降至 0.35% 时，全部红细胞发生溶血即完全溶血，表明红细胞对低渗溶液具有一定的抵抗力，这种抵抗力的大小用红细胞的渗透脆性表示。红细胞的渗透脆性越大，对低渗溶液的抵抗力越小；反之，抵抗力大。衰老的红细胞渗透脆性大，新生的红细胞渗透脆性小。测定红细胞渗透脆性有助于某些疾病的诊断，遗传性球形红细胞增多症病人的红细胞脆性增大。

3. 悬浮稳定性 红细胞在血浆中保持悬浮不易下沉的特性称为悬浮稳定性。通常以红细胞在 1 小时内下沉的距离表示红细胞沉降的速度，称为红细胞沉降率（ESR，简称血沉）。用魏氏法测定，正常成年男性为 0～15mm/h，女性为 0～20mm/h。血沉愈大，表示红细胞的悬浮稳定性愈小。在某些疾病发生时（如活动性肺结核、风湿热等），由于多个红细胞彼此能较快地以凹面相贴，形成红细胞叠连，使血沉加快。故血沉测定可作为诊断某些疾病的参考依据。

考点：红细胞沉降率的正常值

（三）红细胞的生成与破坏

1. 红细胞的生成

（1）红细胞生成部位：各类血细胞均起源于造血器官内的造血干细胞。人出生后，红骨髓是主要的造血器官。红骨髓内的造血干细胞首先分化成红系定向祖细胞，再经原红细胞、早幼红细胞、中幼红细胞、晚幼红细胞和网织红细胞，最后成为成熟的红细胞。红细胞在发育成熟过程中，细胞体积由大变小，细胞核从有到无，胞质内血红蛋白从无到有，并逐渐增多达正常含量。当骨髓受到某些药物（如抗癌药、氯霉素）、理化因素（如放射线、放射性核素）等的作用时，其造血功能受到抑制，全血细胞减少，称为再生障碍性贫血。

考点：成人主要的造血器官

链接

造血干细胞移植

造血干细胞移植，是通过静脉输注造血干、祖细胞，重建患者正常造血与免疫系统，从而治疗一系列疾病的治疗方法。造血干细胞移植在相当程度上替代了"骨髓移植"这一术语，这是因为造血干细胞不仅来源于骨髓，亦可被造血因子动员至外周血中，还可以来源于脐带血，这些造血干细胞均可用于重建造血与免疫系统。造血干细胞捐献（也被称为骨髓捐献）是造血干细胞捐献移植的前提，没有捐献的造血干细胞就不可能实施造血干细胞移植。你知道"中华骨髓库"吗？你愿意做一名捐献骨髓的志愿者吗？

考点：造血的主要原料

（2）生成原料：红细胞的主要成分是血红蛋白，铁和蛋白质是合成血红蛋白必需的原料。成人每天需要 20 ～ 30mg 铁用于红细胞生成，其中绝大部分来自衰老红细胞破坏后，血红蛋白释放铁的循环利用。小部分是每日从食物（如动物的肝、肾、瘦肉等）中吸收来的铁（约 1mg），用以补充排泄的铁。机体对铁的需要量增加、铁摄入不足或吸收利用障碍以及长期慢性失血等，会导致机体缺铁，使血红蛋白合成减少，引起临床上常见的缺铁性贫血，也称小细胞低色素性贫血。

考点：红细胞成熟因子

（3）成熟因子：维生素 B_{12} 和叶酸是幼红细胞分裂成熟过程中合成 DNA 不可缺少的辅酶，称为红细胞成熟因子。一旦缺乏，则导致 DNA 合成障碍，就会使红细胞发育停滞，引起巨幼红细胞性贫血。

2. 红细胞生成的调节

考点：促红细胞生成素来源、作用

（1）促红细胞生成素（EPO）：EPO 是由肾组织产生的一种糖蛋白，能刺激红系祖细胞增殖并向原红细胞分化，加速幼红细胞血红蛋白的合成并促进骨髓释放网织红细胞。正常情况下，血浆中有一定量的 EPO，可维持正常的红细胞生成。组织缺氧是刺激红细胞生成的主要因素。当组织中氧分压降低时，血中 EPO 的浓度增加。当红细胞数增加，机体缺氧得到缓解后，肾释放的 EPO 也随之减少。严重肾脏疾病患者，可使 EPO 生成不足而出现肾性贫血。

（2）雄激素：雄激素可直接刺激骨髓造血，也可作用于肾脏促进促红细胞生成素的分泌而间接促进红细胞的生成。这也可能是男性的红细胞数和血红蛋白量高于女性的原因之一。

3. 红细胞的破坏　红细胞的平均寿命为 120 天。当红细胞衰老时，细胞变形能力减退且脆性增大，在血流湍急处，可因机械冲击而破损；红细胞破坏后，可被血中的中性粒细胞、单核细胞吞噬，也可在流经肝和脾时，被其中的巨噬细胞所吞噬。脾是衰老红细胞破坏的重要场所。脾功能亢进时，可使红细胞破坏增加，引起脾性贫血。

链接

贫血的临床类型及发病机制见表 3-3。

表 3-3　贫血的临床类型及发病机制

临床类型	红细胞生成和破坏过程	发病环节
再生障碍性贫血	生成部位	红骨髓造血功能障碍
缺铁性贫血	造血原料	体内铁缺乏
巨幼红细胞性贫血	成熟因子	缺乏叶酸和维生素 B_{12}
肾性贫血	红细胞生成调节	促红细胞生成素生成不足
脾性贫血	红细胞破坏	脾功能亢进

二、白 细 胞

（一）白细胞的分类和正常值

正常成人白细胞总数是（4.0～10.0）×10⁹/L。白细胞的生理变动范围较大，如进食、疼痛、情绪激动和剧烈运动、妊娠末期及分娩期白细胞数量均有增加。根据白细胞形态、功能和来源不同，可将其分为粒细胞、单核细胞和淋巴细胞三大类。粒细胞根据其胞质颗粒的嗜色性质不同又分为中性粒细胞、嗜酸性粒细胞和嗜碱性粒细胞。白细胞分类百分比及主要生理功能见表3-4。

考点：白细胞总数、各类白细胞的正常值及主要功能

表 3-4　血液中各种白细胞的正常值和主要生理功能

各类白细胞	百分比 %	绝对值（×10⁹/L）	主要生理功能
中性粒细胞	50～70	2.0～7.5	吞噬功能
嗜酸性粒细胞	0.5～5	0～0.7	抗寄生虫和限制过敏反应
嗜碱性粒细胞	0～1	0～0.1	参与过敏反应
单核细胞	3～8	0.1～0.8	组织吞噬细胞
淋巴细胞	20～40	0.8～4.0	特异性免疫反应
白细胞总数		4.0～10.0	

（二）白细胞的生理功能

1. 中性粒细胞　中性粒细胞的主要功能是吞噬和杀灭入侵的病原微生物及血液中衰老的红细胞。当微生物病原体入侵机体，尤其是化脓性细菌入侵时，它们被趋化性物质吸引到炎症部位，吞噬并消灭细菌。这样，入侵的细菌被包围在一个局部，不能在体内扩散。因此，临床上白细胞总数增多和中性粒细胞数量增多，往往表示可能为化脓性细菌急性感染。当血液的中性粒细胞数量减少，机体抵抗力降低，发生感染的危险性增大。

2. 嗜碱性粒细胞　胞质颗粒内含有肝素、组胺、过敏性慢反应物质和嗜酸性粒细胞趋化因子。组胺和过敏性慢反应物质可使小血管扩张，支气管平滑肌收缩而引起荨麻疹、哮喘等过敏反应症状。嗜酸性粒细胞趋化因子能吸引嗜酸性粒细胞，聚集于过敏反应局部发挥作用。

3. 嗜酸性粒细胞　通过抑制嗜碱性粒细胞生物活性物质的合成、释放、吞噬或破坏其生物活性物质，从而减轻变态反应。也可参与对蠕虫的免疫反应，黏着于蠕虫上，释放颗粒内所含的酶，杀伤蠕虫体。当有寄生虫感染、过敏反应等情况时，常伴有嗜酸性粒细胞增多。

4. 单核细胞　由骨髓进入血液时尚未成熟，在血液中停留2～3天后迁移到周围组织中，吞噬能力提高，成为吞噬能力很强的巨噬细胞，吞噬杀灭病原微生物；清除衰老或受损的细胞；参与激活淋巴细胞的特异性免疫功能；识别和杀伤肿瘤细胞等。

5. 淋巴细胞　是免疫细胞中的一大类，根据细胞生长发育过程和功能的不同分为T淋巴细胞和B淋巴细胞两大类。T细胞主要与细胞免疫有关，B细胞则主要与体液免疫有关。

三、血 小 板

（一）正常值

血小板是从骨髓中成熟的巨核细胞胞浆裂解脱落下来的具有生物活性的小块胞质，呈

考点：血小板的正常值

两面微凸的圆状，平均寿命 7 ～ 14 天。正常成人血小板数量为（100 ～ 300）×10⁹/L。

（二）生理功能

考点：血小板的生理功能、生理性止血概念

1. 维持血管内皮的完整性　当血管内皮细胞受损时，内皮下胶原纤维暴露，血小板即可黏附于暴露的胶原纤维上，填补内皮细胞脱落留下的空隙，并融入毛细血管内皮细胞，促进内皮的修复以维持毛细血管壁的正常通透性。当血小板数减少至 $50×10^9$/L 以下时，毛细血管壁通透性和脆性增加，轻微的创伤或仅血压升高便可引起皮肤和黏膜出血，称血小板减少性紫癜。

2. 参与生理性止血　正常情况下，小血管破损后血液从血管流出，数分钟后出血将自行停止，称为生理性止血。临床上常用小采血针刺破耳垂或指尖，然后测定血液流出到自行停止所需的时间，称为出血时间。其正常值为 1 ～ 3 分钟。出血时间的长短可反映生理性止血功能的状态。当血小板减少或血小板功能有缺陷时，出血时间延长，甚至出血不止。这说明血小板在生理性止血过程中有重要作用。

链接

生理性止血过程

生理性止血过程每个步骤均有血小板的参与。首先，损伤刺激和血小板释放的缩血管物质引起局部发生血管收缩反应，以缩小或封闭血管伤口；接着，血小板黏附、聚集，形成松软的止血栓以填塞伤口，实现初步止血；最后，血小板吸附凝血因子，并提供磷脂表面，参与和加速血液凝固的过程，形成血凝块（牢固的止血栓），达到有效止血。

3. 促进凝血　血小板含有许多与凝血有关的因子，其中较为重要的是血小板第三因子（PF_3），参与和加速凝血过程。

第 4 节　血液凝固和纤维蛋白溶解

一、血液凝固

考点：血液凝固、血清概念，血浆与血清区别

血液由流动的液体状态变为不流动的胶冻状态的过程称为血液凝固。血液凝固是一系列复杂的酶促反应过程，在多种因子的作用下，血浆中的纤维蛋白原转变成纤维蛋白，不溶性的纤维蛋白交织成网，红细胞等血液成分填充于网孔，便形成了血凝块。正常人血凝块形成的时间为 5 ～ 15 分钟（玻管法），称为凝血时间。

血液凝固后析出的淡黄色液体，称为血清。血清比血浆缺少了纤维蛋白原和一些凝血因子，此为血清与血浆的主要区别。

（一）凝血因子

组织与血浆中直接参与血液凝固的物质，称为凝血因子。目前已知的凝血因子主要有 14 种，包括 12 种按国际命名法依发现顺序用罗马数字命名的因子（表 3-5）、前激肽释放酶、高分子激肽酶等。

凝血因子中除因子 IV 是 Ca^{2+} 外，其余因子均为蛋白质；多以无活性的酶原形式存在，血液凝固过程中被激活，激活后的凝血因子在右下角加一个"a"，表示其活化型；除因子 III 是组织释放的，其他因子都存在新鲜的血浆中；多数凝血因子在肝脏合成，有些因子（II、VII、IX、X）的合成还需要维生素 K，故肝脏病变或维生素 K 缺乏时，凝血功能可能会出现障碍。

表 3-5　按国际命名法编号的凝血因子及其同义名

凝血因子	同义名	凝血因子	同义名
I	纤维蛋白原	VIII	抗血友病因子
II	凝血酶原	IX	血浆凝血激酶
III	组织因子	X	斯图亚特因子
IV	钙离子	XI	血浆凝血激酶前质
V	前加速素	XII	接触因子
VI	前转变素	XIII	纤维蛋白稳定因子

链接

血 友 病

　　血友病是由于血液中缺乏某些凝血因子而产生严重凝血障碍的遗传性出血性疾病，男女均可发病，但绝大部分患者为男性。根据缺乏凝血因子的不同，将血友病分为三类：甲型血友病（因子 VIII 缺乏）、乙甲型血友病（因子 IX 缺乏）和丙型血友病（因子 XI 缺乏）。前两者为 X 连锁隐性遗传，后者为常染色体隐性遗传。血友病在先天性出血性疾病中最为常见，出血是该病的主要临床表现。病人凝血过程非常缓慢，甚至微小的创伤就可导致出血不止。

（二）血液凝固的过程

　　血液凝固是一系列凝血因子相继激活的过程，包括3个阶段：凝血酶原酶复合物的形成、凝血酶的形成和纤维蛋白的形成（图 3-5）。　**考点：** 血液凝固基本步骤

　　1. 凝血酶原酶复合物的形成　凝血酶原酶复合物由因子 X a、因子 V、Ca^{2+}、PF_3（血小板膜上的磷脂）组成，它的形成需要因子 X 的激活。因子 X 的激活有内源性和外源性两条途径，两者主要的区别在于启动因子和参与因子的不同。

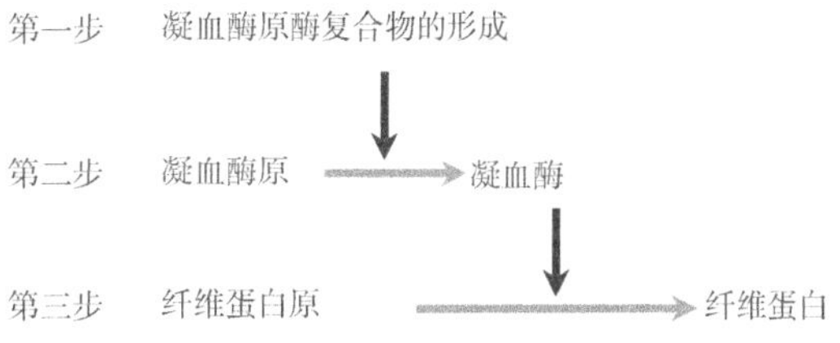

第一步　凝血酶原酶复合物的形成

第二步　凝血酶原　　凝血酶

第三步　纤维蛋白原　　纤维蛋白

图 3-5　血液凝固的基本步骤

　　（1）内源性激活途径：内源性激活途径是指完全依赖血浆中的凝血因子激活因子 X 的过程，由因子 XII 启动。受损血管内膜上的胶原纤维或其他异物可将血浆中无活性的因子 XII 激活成有活性的 XII a。XII a 继而激活因子 XI 变成 XI a，XI a 再激活因子 IX，生成 IX a。IX a 与因子 VIII、Ca^{2+}、PF_3 构成因子 VIII 复合物。因子 VIII 复合物激活因子 X 变成 X a。因子 VIII 属于辅助因子，可将因子 X 的激活过程加快几百倍。

　　（2）外源性激活途径：外源性激活途径是指组织因子 III 启动，血浆中凝血因子参与共同激活因子 X 的过程。当组织损伤血管破裂时，损伤组织会释放因子 III 到血液中。因子 III 与血浆中的因子 VII、Ca^{2+} 形成复合物，此复合物激活因子 X 变成 X a。

　　由内源性和外源性激活途径生成的因子 X a，与血液中的因子 V、Ca^{2+}、PF_3 共同构成凝血酶原酶复合物，进而激活凝血酶原。

　　2. 凝血酶的形成　无活性的凝血酶原（因子 II）在凝血酶原酶复合物的作用下，转变为有活性的凝血酶（因子 II a）。凝血酶可分解纤维蛋白原，还可正反馈激活因子 V、VIII 和 XI，

以加快血液凝固过程。

3.纤维蛋白的形成 纤维蛋白原（因子I）在凝血酶的作用下，转变为纤维蛋白单体（因子Ia）。凝血酶可激活因子XIII变成因子XIIIa，在 Ca^{2+} 的帮助下，因子XIIIa使纤维蛋白单体互相聚合，形成不溶性的网格状纤维蛋白多聚体，红细胞等血液成分填充于网格中，形成血凝块，凝血过程完成。

血液凝固过程可概括的表达于图3-6，它属于正反馈过程，一旦启动，就会快速进行一系列连锁酶促反应，直至血凝块形成。凝血过程中任何一个环节出现问题，整个凝血过程都会受到影响或终止。血友病就是因为缺乏凝血因子VIII、IX或XI，导致凝血功能障碍。

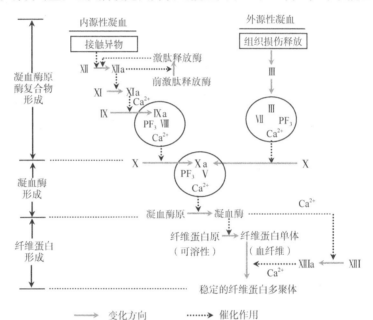

图 3-6 血液凝固的过程

血友病的发生原因是（　　）

A.血小板数量减少

B.血小板功能异常

C.血管壁异常

D.凝血因子缺乏

E.免疫反应

考点：主要抗凝物质

分析： 凝血因子是血浆和组织中直接参与血液凝固的物质。血友病病人的血液中因为缺乏某些凝血因子（因子VIII、IX或XI），而导致凝血功能障碍。故答案为D。

从而起到抗凝作用。

（三）抗凝系统

在正常情况下，血液在心血管内始终保持液态流动而不会发生凝固。组织损伤时，血液凝固也只发生在受损部位，并不蔓延到其他部位。除了跟血管内膜光滑完整、血流速度快和凝血因子不易集结有关外，主要是由于血浆中存在抗凝系统。血浆中的抗凝物质主要有抗凝血酶III、肝素、蛋白C系统和组织因子途径抑制物等。

1.抗凝血酶III 是一种丝氨酸蛋白酶抑制物，由肝细胞和血管内皮细胞分泌。它能与凝血因子IXa、Xa、XIa、XIIa结合并灭活这些凝血因子；它还能与凝血酶结合，使其失活，

2.肝素 是一种黏多糖，主要由肥大细胞和嗜碱性粒细胞产生，存在于组织中，以肝

和肺组织中含量最多。肝素能与抗凝血酶Ⅲ结合,使抗凝血酶Ⅲ与凝血酶的亲和力增强,从而使凝血酶失活,起到抗凝作用。肝素是一种很强的抗凝物质,临床广泛用于体内、体外抗凝。

3. 蛋白质 C 系统　包括蛋白 C、蛋白 S、血栓调节蛋白和活化蛋白 C 抑制物等。蛋白质 C 存在于血浆中,被激活后,可灭活因子Ⅷ和Ⅴ,削弱因子Ⅹa 的激活作用,促进纤维蛋白溶解,发挥抗凝作用。

此外,来源于小血管内皮的组织因子途径抑制物,可抑制因子Ⅹa 的活性,灭活因子Ⅶ与组织因子复合物,抑制外源性凝血过程。

（四）凝血过程的加速和延缓

有些物理和化学因素可加速或延缓血液凝固。加速血液凝固的方法有适度的升温、粗糙的接触面和维生素 K 等,如临床手术中,用温热生理盐水纱布压迫止血等。低温、光滑的接触面、肝素、草酸盐和柠檬酸盐（去血浆中的 Ca^{2+}）等理化因素可延缓血液的凝固过程,如肝素用于血栓的防治等。

二、纤维蛋白溶解

纤维蛋白被血浆中纤溶酶分解液化的过程,称纤维蛋白溶解,简称纤溶。纤溶过程对于正常情况下保持血管内血液的液体状态和血流的通畅、损伤出血时局限凝血部位都具有重要的意义。参与纤溶的物质有纤溶酶原、纤溶酶、纤溶酶原激活物和纤溶抑制物,统称为纤溶系统。

纤溶的基本过程可分为两个阶段:纤溶酶原的激活和纤维蛋白的降解（图 3-7）。

1. 纤溶酶原的激活　正常情况下,血浆中纤溶酶原无活性,只有激活成纤溶酶才能发挥作用。

2. 纤维蛋白的降解　纤溶酶能将纤维蛋白或纤维蛋白原等水解成多种可溶性小分子肽（纤维蛋白降解产物）,使血凝块液化,且不能再发生凝固。相反,其中一部分还有抗凝血的作用。

体内存在多种纤溶抑制物,主要有纤溶酶原激活物抑制物和抗纤溶酶,通过抑制纤溶酶原激活物和纤溶酶的活性,从而抑制纤溶过程。

纤溶与血液凝固是两个既对立又统一的过程,两者保持着动态平衡。生理状态下,能使血管内流动的血液不发生凝固;机体损伤出血时,能有效止血,防止血栓的发生,保持了血管的通畅。若此动态平衡被打破,将有出血倾向或血栓形成,给机体带来损伤。

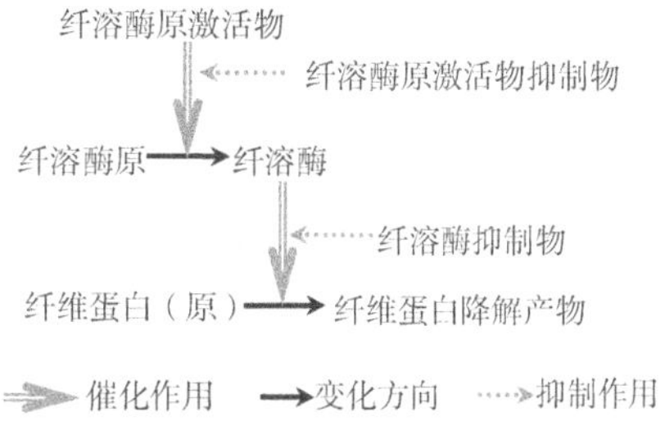

图 3-7　纤维蛋白溶解系统激活与抑制

第 5 节　血量、血型与输血

案例 3-2

患者女性,28 岁。因产后大出血而输血,在输血过程中病人发生溶血反应,出现黄疸和血红蛋白尿,护士立即停止输血并报告医生,行紧急处理。

问题:1. 该病人输血的目的是什么?输血的原则是什么?

　　2. 溶血反应是最严重的一种输血反应,你知道它发生的原因吗?

一、血　　量

考点：正常成人血量的计算

血量是指全身血液的总量。正常成人的血量占体重的 7% ～ 8%，即每公斤体重有 70 ～ 80ml 血液。例如，一个体重 70kg 的人，血量为 4900 ～ 5600ml。安静状态下，绝大部分血液在心血管系统中流动，少部分血液储存在肝静脉、腹腔静脉和皮下静脉丛等静脉中。剧烈运动、情绪激动或大量失血时，储存的血液可释放出来补充循环血量，以供机体需要。

人体血量相对恒定是维持机体正常生命活动的重要保证。如果血量不足，将导致血压下降，组织、器官血液供应不足，严重时可危及生命。少量失血，即成人一次失血少于 500ml，不超过血液总量的 10%，通过机体的代偿作用，血量能很快恢复到正常水平。中等失血，即一次失血约 1000ml，达到全身血量的 20%，难以通过代偿机制恢复到正常水平，则需要进行输血和输液等治疗。大量失血，即失血量达全身血液总量的 30% 以上，需及时进行抢救，否则会危及生命。

二、血型与输血

（一）血型

考点：血型概念、ABO 血型的分型及依据

血型通常是指红细胞膜上特异性抗原（凝集原）的类型。目前公认的人类的红细胞血型包括 ABO、Rh、Kell、MNSS、P 等 23 个血型系统，还发现了一些亚型。其中，与临床输血密切相关的是 ABO 血型系统和 Rh 血型系统。

1. ABO 血型　ABO 血型系统有 A 和 B 两种血型抗原。根据红细胞膜上 A、B 抗原的有无可将血型分为 A 型、B 型、AB 型、O 型 4 种类型（表 3-6）。红细胞膜上只有 A 抗原的为 A 型；只有 B 抗原的为 B 型；A、B 两种抗原都有的为 AB 型；没有 A、B 两种抗原的则为 O 型。

表 3-6　ABO 血型系统的分型

血型	红细胞膜上的抗原	血清中的抗体
A 型	A	抗 B
B 型	B	抗 A
AB 型	A、B	无
O 型	无	抗 A、抗 B

ABO 血型系统中，能与红细胞膜上的抗原（凝集原）发生反应的特异性球蛋白，称为抗体（凝集素）。ABO 血型抗体是 IgM，属于天然抗体，相对分子质量大，不能透过胎盘，包括抗 A 和抗 B 两种抗体。四种血型的机体血清中含有不同的血型抗体，A 型血的血清中，含有抗 B 抗体；B 型血的血清中，含有抗 A 抗体；AB 型血的血清中没有血型抗体；O 型血的血清中则含有抗 A 和抗 B 抗体。

由于血型抗原与其所对应的血型抗体（例如 A 抗原和抗 A 抗体）相遇时可产生免疫复合物，使红细胞凝聚成团不能分散，即红细胞凝集反应，最后，可破裂溶血。所以，相对应的血型抗原和抗体绝对不能在同一个人体内出现。

2. Rh 血型　人类红细胞膜上现发现有 40 多种 Rh 抗原（凝集原），与临床关系密切有 D、E、C、c、e 五种抗原，其中 D 抗原的抗原性最强。因此通常将红细胞膜上含有 D 抗原的称为 Rh 阳性；不含 D 抗原的称为 Rh 阴性。我国约 99% 的汉族人为 Rh 阳性，只有约 1% 为 Rh 阴性；但在某些少数民族中，Rh 阴性的人较多，如塔塔尔族约为 15.8%，苗族约为

12.3%，乌孜别克族和布依族约为 8.7%。

与 ABO 血型系统不同，人的血清中不存在抗 Rh 的天然抗体。只有当 Rh 阴性的人接受了 Rh 阳性的血液后，免疫系统才会刺激机体产生抗 Rh 抗体。因此，Rh 阴性的受血者在第一次输入 Rh 阳性的血液后一般不会产生明显的反应，只有在第二次或以后再输入 Rh 阳性血液时，输入的红细胞膜上的 D 抗原会与血清中的抗体发生反应，致使红细胞凝集而发生溶血。

Rh 血型系统中，抗 Rh 抗体是 IgG，分子较小，能透过胎盘。因此，当 Rh 阴性的母亲第一次妊娠一个 Rh 阳性的胎儿时，胎儿的红细胞可在分娩时进入母体，刺激母体产生抗 Rh 抗体，由于抗 Rh 抗体出现缓慢（2 ～ 4 个月才达到最高峰），第一胎通常不会发生溶血。若此 Rh 阴性的母亲再次妊娠，且胎儿为 Rh 阳性时，母体内的抗 Rh 抗体可通过胎盘进入胎儿血液，使胎儿的红细胞发生凝集、溶血，引起新生儿溶血性贫血，严重时可致胎儿死亡。若第一胎分娩后，给 Rh 阴性的母亲及时输入抗 D 抗体，中和进入母体的 D 抗原，可预防二次妊娠时新生儿溶血的发生。

（二）输血

输血是治疗某些疾病、抢救伤员和保证一些手术顺利进行的重要临床手段。输血血型不合时，将引起抗原 - 抗体免疫反应，红细胞发生凝集，堵塞血管甚至溶血，影响病人的生理功能，严重时可危及生命。为保证输血的安全有效，防止输血时发生红细胞凝集反应，必须遵守输血的原则。输血前必须鉴定血型，进行交叉配血试验，原则上坚持同型输血，只有当同型血缺乏且病人急需输血时，才可少量、缓慢地输入交叉配血试验主侧阴性的异型血。 **考点：**临床输血的原则

1. 血型鉴定 输血前应鉴定血型，保证供血者与受血者的血型相同。ABO 血型鉴定的原理是红细胞膜上的抗原与血浆中对应的抗体发生结合，引起红细胞发生凝集，出现肉眼可见的凝集颗粒，依此来判断受检者的血型。临床上用已知的标准 A 型血清（含抗 B）和 B 型血清（含抗 A），分别与受检者的血液混合，发生凝集为阳性，即含有 B 抗原或 A 抗原；相反为阴性，即没有 B 抗原或 A 抗原。例如，受检者血型鉴定结果为 A 型血清一侧出现凝集，B 型血清一侧无凝集；可判断受检者红细胞上有 B 抗原，没有 A 抗原，为B 型血。

2. 交叉配血试验 为确保血型鉴定无误，同时避免其他不相容的血型或亚型的影响，即使同型输血，输血前也必须进行交叉配血试验（图 3-8）。交叉配血试验分为主侧和次侧。主侧是把供血者的红细胞与受血者的血清相混合，观察有无凝集现象，有为阳性，反之为阴性；次侧是把受血者的红细胞与供血者的血清相混合，观察有无凝集现象，有为阳性，反之为阴性。如果主、次侧都为阴性，即为配血相合（同型血），可以进行输血；如果主侧为阳性，无论次侧如何，均为配血不合，不能进行输血；如果主侧为阴性，而次

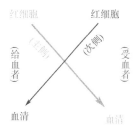

图 3-8　交叉配血试验

侧为阳性，为配血基本相合，可在没有同型血的紧急情况下少量而缓慢地输血（＜ 200ml），并密切观察受血者病情变化，一旦出现异常应立即停止输血。

随着医学科技的进步，输血已从原来的单纯输全血，发展为成分输血。成分输血就是把血液中的红细胞、粒细胞、血小板和血浆分离制备成高浓度或纯度的制品再输入，这样可提高治疗效果，节约血源，还可以减少不良反应，大大提高了输血疗法的效率。

小结

血液由血细胞和血浆组成。血细胞包括红细胞、白细胞和血小板。红细胞能运输氧气和二氧化碳；白细胞能抵抗病原微生物入侵，保护机体；血小板能维持血管内皮的完整，并参与生理性止血和促进凝血。血浆是内环境中的一部分，连通各部分组织液，其渗透压包括血浆晶体渗透压和血浆胶体渗透压。血液凝固与纤维蛋白溶解保持着对立统一的平衡关系，既保持了血管内的血液不凝，又能有效止血并防止血栓形成。ABO血型的分型和鉴定为输血疗法提供了依据，输血时必须防止发生红细胞凝集反应，应遵守输血的原则。

 自测题

一、名词解释

1. 血细胞比容　2. 等渗溶液　3. 生理性止血

4. 血液凝固　5. 血清　6. 血型

二、填空题

1. 血液的组成包括_____和_____。血细胞包括_____、_____和_____。

2. 红细胞的生理特性有_____、_____和_____。

3. 红细胞的生成原料为_____和_____。

4. ABO血型分为_____、_____、_____和_____4种。

5. 内源性凝血途径的启动因子是_____，外源性凝血途径的启动因子是_____。

6. 加速血液凝固的方法有_____、_____和_____等。

三、选择题（A型题）

1. 一个体重50kg的人，其血量是（　　）L

   A. 4.2～4.8　　　　　　B. 3.6～3.9

   C. 3.5～4.0　　　　　　D. 5～6

   E. 4.5～5.0

2. 下列哪种缓冲对决定着血浆的pH（　　）

   A. $KHCO_3/H_2CO_3$

   B. Na_2HPO_4/NaH_2PO_4

   C. $NaHCO_3/H_2CO_3$

   D. 血红蛋白钾盐/血红蛋白

   E. 体内酸性与碱性物质

3. 构成血浆晶体渗透压的主要成分是（　　）

   A. 氯化钾　　　　　　B. 氯化钠

   C. 碳酸氢钾　　　　　D. 钙离子

E. 铁离子

4. 血浆胶体渗透压主要由下列哪项形成（　　）

   A. 球蛋白　　　　　　B. 白蛋白

   C. 氯化钠　　　　　　D. 纤维蛋白原

   E. 纤维蛋白

5. 红细胞渗透脆性是指（　　）

   A. 红细胞对高渗盐溶液的抵抗力

   B. 红细胞与血小板相互撞击破裂的特性

   C. 红细胞在生理盐水中破裂的特性

   D. 红细胞耐受机械撞击的能力

   E. 红细胞在低渗溶液中膨胀破裂的特性

6. 正常人的血浆渗透压约为5790mmHg，静脉注入0.9% NaCl溶液，血浆渗透压（　　）

   A. 不变　　　　　　　B. 升高

   C. 下降　　　　　　　D. 红细胞皱缩

   E. 以上都对

7. 影响毛细血管内外水分移动的主要因素是（　　）

   A. 中心静脉压

   B. 细胞外晶体渗透压

   C. 血浆和组织间的胶体渗透压

   D. 脉压

   E. 血浆中无机盐

8. 血沉加快的程度与红细胞发生哪些现象有关（　　）

   A. 凝集的快慢　　　　B. 叠连的快慢

   C. 运动的快慢　　　　D. 溶血的多少

   E. 以上都不是

9. 肾性贫血是（　　）

A. 缺乏铁质

B. 缺乏维生素 B_{12}

C. 缺乏叶酸

D. 促红细胞生成素减少

E. 缺乏雌激素

10. 维生素 B_{12} 和叶酸缺乏引起的贫血是（　　）

A. 再生障碍性贫血

B. 缺铁性贫血

C. 巨幼红细胞性贫血

D. β- 型地中海贫血

E. 营养不良性贫血

11. 下面 5 位成年男性的血常规检查结果，哪位是正常的（　　）

A. RBC 3.5×10^{12}/L，Hb57g/L，WBC 8.3×10^9/L，PLT 167×10^9/L

B. RBC 5.2×10^{12}/L，Hb150g/L，WBC 3.5×10^9/L，PLT 190×10^9/L

C. RBC 4.0×10^{12}/L，Hb108g/L，WBC 5.8×10^9/L，PLT 235×10^9/L

D. RBC 4.8×10^{12}/L，Hb136g/L，WBC 6.0×10^9/L，PLT 85×10^9/L

E. RBC 5.0×10^{12}/L，Hb140g/L，WBC 6.2×10^9/L，PLT 210×10^9/L

12. 关于白细胞功能的叙述，错误的是（　　）

A. 中性粒细胞可吞噬病原微生物

B. 单核细胞进入组织转变为巨噬细胞

C. 淋巴细胞参与特异性免疫作用

D. 嗜酸性粒细胞释放肝素、组胺等

E. 嗜酸性粒细胞与过敏反应有关

13. 参与生理性止血的血细胞是（　　）

A. 红细胞　　　　　B. 中性粒细胞

C. 血小板　　　　　D. 淋巴细胞

E. 单核细胞

14. 血清与血浆的主要区别，是血清不含（　　）

A. 钠离子　　　　　B. 白蛋白

C. 纤维蛋白原　　　D. 球蛋白

E. 纤溶酶原

15. 血液凝固的本质是（　　）

A. 血液由固体变成液体

B. 红细胞产生凝集反应

C. 红细胞发生叠连现象

D. 红细胞发生皱缩现象

E. 一系列循序发生的酶促反应

16. ABO 血型划分的依据是（　　）

A. 红细胞膜上凝集原的有无和类别

B. 交叉配血试验的结果

C. 血清中凝集素的有无和类别

D. 血清中凝集原的有无和类别

E. 红细胞膜上凝集素的有无和类别

17. 有关 Rh 血型的叙述，正确的是（　　）

A. 汉族人群中 Rh 阴性率占 99％

B. 红细胞膜含 D 抗原者为 Rh 阳性

C. 血浆中含有天然抗 D 抗体

D. Rh 阳性者不可接受 Rh 阴性血液

E. Rh 阳性母亲应避免第二次怀孕

18. 将受检者的红细胞分别与 A 型和 B 型标准血清相混合，结果 A 型侧红细胞不凝集，B 型侧发生凝集，其血型是（　　）

A. O 型　　　　　　B. A 型

C. B 型　　　　　　D. AB 型

E. A 型或 O 型

四、简答题

1. 血浆晶体渗透压和血浆胶体渗透压分别由哪些物质形成？各有何生理作用？

2. 简述血液凝固的基本过程。

3. 简述输血的原则。

（李　丹　赵敏敏）

第4章 血液循环

1628 年英国科学家哈维的著作《心与血的运动》一书的出版标志着近代生理学的诞生，也使人们对血液循环的路径有了正确的认识。血液循环是指血液在心脏和血管内按一定方向周而复始地流动。心脏是血液循环的动力器官，血管是输送血液流通的管道。血液循环的主要功能是运输体内营养物质、代谢产物，以维持内环境稳态和保证机体新陈代谢的正常进行。血液循环一旦停止，意味着生命也将消失。

第 1 节 心 脏 生 理

案例 4-1

患者男性，60 岁。因疲乏无力、夜间呼吸困难而入院。既往有 7 ～ 8 年的高血压病史，未规律服药。查体：体温 36.2℃，脉搏 120/min，呼吸 30/min，血压 180/100 mmHg。颈静脉怒张，踝关节肿胀。双肺底部可闻及湿性啰音。ECG：ST 段改变。X 线胸片：心影增大，呈靴形；双肺纹理增粗，有肺淤血、肺水肿表现。血流动力学检查：每搏输出量 60ml，左心室射血分数 40%。初步诊断：高血压病、急性心力衰竭。

问题： 1. 患者的心脏泵血功能是否正常？

2. 患者的高血压病和心力衰竭之间是否有因果关系？

3. 护士给该患者输液时应注意什么？

一、心脏的泵血功能

考点：心动周期和心率的概念

心脏的主要功能是泵血，即心脏收缩时将血液射入压力较高的动脉，舒张时将压力较低的静脉血液抽吸回心脏。正常成人安静时，心脏每分钟可泵出血液 5 ～ 6L。

（一）心动周期和心率

1. 心动周期 在生命活动中，心脏不停地做节律性的收缩和舒张。心房或心室每收缩和舒张一次构成的一个机械活动周期称为心动周期，即一次心跳。在一个心动周期中，心房或心室的机械活动均可分为收缩期和舒张期。

2. 心率 每分钟心脏跳动的次数称为心率。正常成年人安静时心率为 60 ～ 100/min，平均 75/min。心率可因年龄、性别和生理状况不同而有差异，新生儿可达 130/min 以上。随着年龄增长，心率逐渐减慢，至青春期时接近成人水平。成年女性心率稍快于男性。在运动或情绪激动时心率加快，而安静和睡眠时心率较慢。

心动周期的持续时间与心率有关。若按成年人平均心率 75/min 计算，则每一个心动周期为0.8秒。其中心房收缩期0.1秒,舒张期0.7秒;心室收缩期0.3秒,舒张期0.5秒。从心室开始舒张到下一次心房收缩开始之前的0.4秒,心房和心室都处于舒张状态,称为全心舒张期(图4-1)。在心动周期中无论是心房还是心室其舒张期均明显长于收缩期,这有利于静脉血液的回流和心脏的充盈,同时也使心肌得到充分休息,这些因素都有利于心脏的泵血和持久工作。

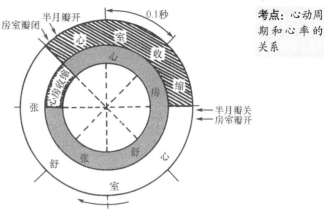

考点:心动周期和心率的关系

图4-1 心动周期中心房与心室的活动

心动周期的长短与心率的快慢呈反变关系。当心率加快时,心动周期将缩短,此时,收缩期和舒张期均缩短,但舒张期缩短的程度更大。故心率加快时,由于心脏的充盈和心肌的休息时间缩短,将不利于心脏的充盈和持久活动。

(二)心泵血过程和机制

心脏在泵血过程中左右心室基本保持一致,每次射出的血量基本相等。现以左心室为例,说明心室在泵血过程中的各种变化(图4-2)。

考点:在一个心动周期中心室内压力、容积、瓣膜活动和血流方向的变化

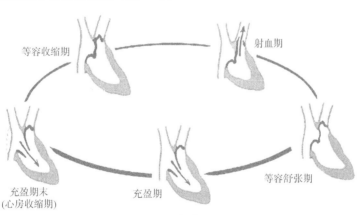

图4-2 心脏泵血过程

1. 心室收缩与射血过程

(1)等容收缩期:心室开始收缩后,室内压迅速升高,当室内压超过房内压时,推动房室瓣使之关闭,防止血液倒流入心房;但此时室内压仍低于主动脉压,故动脉瓣也处于关闭状态。此期内动脉瓣和房室瓣均关闭,心室容积不变,称为等容收缩期,历时约0.05秒。

(2)射血期:随着心室继续收缩,室内压进一步升高,当室内压超过主动脉压时,动脉瓣被推开,血液由心室迅速射入动脉,心室容积随之缩小,称为射血期,历时约0.25秒。

2. 心室的舒张与充盈过程

(1)等容舒张期:心室开始舒张,室内压下降,当室内压低于主动脉压时,动脉瓣关闭;但此时室内压仍高于房内压,故房室瓣也处于关闭状态。此时心室舒张,心室内容积不变,称为等容舒张期,历时0.06~0.08秒。

(2)充盈期:随着心室继续舒张,室内压进一步下降,当室内压低于房内压时,房室瓣开放,血液由静脉和心房流入心室,心室容积逐渐增大,称为充盈期,历时约0.43秒。

充盈期末心室舒张期末最后 0.1 秒，心房收缩，进一步把心房内的血液挤入心室，使心室的血液充盈量增加 10%～30%。

考点：心脏泵血机制

因此，心脏泵血机制可以概括为心室射血的动力主要是心室肌收缩所造成的室内压升高，超过动脉压；心室充盈的主要原因是心室肌的舒张所引起的室内压降低的低压抽吸作用；而决定血流的单向流动则是瓣膜的单向开放和关闭。心动周期中心脏泵血过程多种变化归纳为表 4-1。

表 4-1　心动周期中心腔内压力、瓣膜、血流方向及容积变化表

心动周期分期	心腔内压力比较			瓣膜开闭		血流方向	心室容积
	心房	心室	动脉	房室瓣	动脉瓣		
等容收缩期	房内压	＜室内压	＜动脉压	关闭	关闭	无血液进出心室	不变
射血期	房内压	＜室内压	＞动脉压	关闭	开放	心室→动脉	减小
等容舒张期	房内压	＜室内压	＜动脉压	关闭	关闭	无血液进出心室	不变
充盈期	房内压	＞室内压	＜动脉压	开放	关闭	心房→心室	增大

（三）心泵血功能的评定和影响因素

临床上各种心脏疾病都会不同程度地影响到心脏的泵血功能，这就要求医学工作者必须设定一些指标评价心泵血功能，常用的有以下几种。

1. 每搏输出量和射血分数　一侧心室每收缩一次射出的血量称为每搏输出量，简称搏出量。正常成人在安静状态下，一侧心室舒张末期血液充盈量约为 125ml，收缩期末心室内仍剩余的血量约为 55ml，二者的差值即为搏出量，约为 70ml（范围 60～80ml）。搏出量占心室舒张末期容积的百分比称为射血分数。正常成人射血分数为 55%～65%。在心室功能减退、心室代偿性扩大时，其搏出量可能与正常人差异不大，但射血分数却明显下降。因此，射血分数是评价心脏泵血功能的主要指标之一。

考点：搏出量和射血分数的概念及正常值

2. 心输出量和心指数　一侧心室每分钟射出的血量称为每分输出量，简称心输出量，它等于搏出量乘以心率。如果心率以 75/min 计算，则心输出量为 4.5～6L/min，平均约 5L/min，左右心室的心输出量基本相等。心输出量与代谢水平相适应，女性比同体重的男性约低 10%；青年人高于老年人；在剧烈运动、怀孕等情况下明显增加。心输出量是衡量心脏功能的重要指标，但因其与体表面积成正比，故在不同的个体之间进行心功能的评定时，应以心指数作为评定的标准较为适宜。心指数是以单位体表面积（m^2）计算的心输出量。我国中等身材的成年人体表面积为 1.6～1.7 m^2，安静时心输出量 4.5～6L/min，故心指数为 3.0～3.5L/（$min \cdot m^2$）。

考点：心输出量和心指数的概念

3. 影响心输出量的因素　心输出量等于搏出量和心率的乘积。因此，凡能影响搏出量和心率的因素都能影响心输出量（表 4-2）。

考点：影响心输出量的因素

表 4-2　影响心输出量的因素

因素	含义	影响结果
前负荷	心室舒张末期容积或压力	在一定范围内前负荷增加，心肌收缩力增强，搏出量增多，心输出量增多
后负荷	动脉血压	后负荷增大，等容收缩期延长，射血期缩短，搏出量减少
心肌收缩能力	心室肌细胞本身的功能状态	心室肌细胞功能状态愈好，心肌收缩能力愈强，搏出量愈多
心率	每分钟心脏跳动的次数	心率在 40～180/min 范围快，可使心输出量增多

（1）心室肌的前负荷：前负荷是指肌肉收缩前遇到的负荷，即心室舒张末期的充盈量或压力，在多数情况下主要取决于静脉回心血量。在一定范围内，静脉回心血量愈多，心室舒张末期充盈量增加，心室肌前负荷增大，心肌收缩前的长度（初长度）增加，其收缩力增强，搏出量增多；反之，则搏出量减少。心脏这种不需要神经、体液因素的参与，而是通过心肌初长度的改变来调节心肌收缩力的调节方式，称为异长自身调节。但前负荷过大，如静脉血快速大量地流回心脏，使心脏过度扩张时，心肌收缩力反而减弱，造成搏出量减少。因此在静脉输血或补液时，应严格控制其速度和量，以防发生急性心力衰竭。

（2）心室肌的后负荷：后负荷是指肌肉收缩开始时遇到的负荷。心室收缩时必须克服大动脉血压的阻力才能将血液射入动脉，因此动脉血压是心肌的后负荷。当其他因素不变时，动脉血压升高，心肌后负荷增大，心室收缩时遇到的阻力增大，将使动脉瓣开放延迟，等容收缩期延长，射血期缩短，搏出量减少。反之，动脉血压降低时，搏出量增加。临床上利用扩张血管的药物治疗慢性心功能不全，就是这个道理。

护考链接

临床输液或输血时，加快速度和增加量会影响心肌的（　　）

A. 心肌收缩能力　　B. 前负荷
C. 后负荷　　D. 心输出量
E. 心率

分析：临床输液或输血时加快速度和增加量，可以增加心室舒张末期的充盈量，造成前负荷过大，严重时可致心力衰竭。答案选B。

链接

心力衰竭

心力衰竭是指由于各种原因使心输出量绝对或相对下降，不能满足机体代谢的需要，并伴有肺循环和（或）体循环淤血的一种心功能障碍。心力衰竭是因心肌收缩和舒张功能障碍或长期心脏负荷过重引起的。心脏长期负荷过重分为两种：一种是容量负荷（即心肌的前负荷）过重，一种是压力负荷（即心肌的后负荷）过重。在临床上可通过使用强心药、利尿药和血管扩张药，使心肌的收缩力增强和降低心肌的前、后负荷来防治心力衰竭，改善心脏功能。

（3）心肌收缩能力：心肌收缩能力是指心肌细胞本身的功能状态，受神经和体液因素的调节，与前、后负荷无关。心肌收缩能力增强，搏出量增加；心肌收缩能力减弱，则搏出量减少。

（4）心率：在一定范围内，心率加快可使心输出量增加。但当心率超过180/min，由于心动周期缩短，特别是心舒期过短，使心室充盈不足，导致搏出量明显减少，心输出量也随之下降。当心率低于40/min时，虽然舒张期延长，但心室充盈已达到极限，不能再增加充盈量，也可致心输出量减少。

（四）心音

心音是由心肌舒缩、瓣膜开闭、血流撞击心室壁及大动脉壁引起的机械振动等因素而产生的声音。可在胸壁一定部位用听诊器听取，也可用心音图仪描记成心音图。正常心音有4个，但多数情况下，只能听到第一和第二心音（表4-3）。某些健康青年和儿童可听到第三心音，40岁以上的健康人可出现第四心音。患某些心脏疾病时，可出现心脏杂音。

考点：第一心音和第二心音的区别

表 4-3 第一心音与第二心音比较

项目	第一心音	第二心音
产生时间	发生在心室收缩期	发生在心室舒张期
标志	心室收缩开始	心室舒张开始
特点	音调低、持续时间长	音调高、持续时间短
产生机制	心室肌收缩房室瓣关闭（主要）及血液撞击动脉壁引起的振动	心室舒张动脉瓣关闭（主要）及血液冲击动脉根部引起的振动
生理意义	反映心室收缩力量强弱，房室瓣功能状态	反映动脉血压高低，动脉瓣功能状态
听诊部位	左胸壁锁骨中线第 5 肋间稍内侧（心尖部）最清晰	主动脉瓣听诊区和肺动脉瓣听诊区最清晰

二、心肌的生物电现象

在心动周期中，心房与心室的节律性收缩和舒张，是以心肌细胞的生物电活动为基础的。掌握心肌的生物电活动规律，对于理解心肌的生理特性有着十分重要的意义。

链接

心肌细胞的分类

根据心肌细胞的组织学、功能和电生理特性，一般将心肌细胞分为两类：一类为工作细胞，包括心房肌和心室肌，这类细胞具有收缩性、兴奋性、传导性，没有自律性；另一类是特殊分化的心肌细胞，构成了心脏特殊传导系统，包括窦房结、房室交界、房室束及左右束支、浦肯野纤维，它们失去收缩能力，仍具有兴奋性和传导性，还具有自律性（结区细胞除外），故通常称为自律细胞。

（一）心室肌细胞的生物电现象

心室肌细胞的静息电位约为 -90mV，其产生机制与骨骼肌细胞和神经纤维相似，是由 K^+ 外流所形成的 K^+ 电 - 化学平衡电位。

与骨骼肌细胞和神经纤维相比，心室肌细胞的动作电位比较复杂，持续时间较长。全过程分为 0、1、2、3、4 期，共 5 期（图 4-3，表 4-4）。

考点：心室肌细胞动作电位的特点

1. 去极化过程（0 期） 当心室肌细胞受到刺激发生兴奋时，膜内电位由静息时的 -90mV 迅速上升到 +30mV 左右，构成动作电位的上升支。此期仅占时 1 ～ 2ms，但去极化幅度很大（约 120mV）。0 期的形成机制是细胞膜上的 Na^+ 通道开放，大量 Na^+ 快速内流形成的 Na^+ 的电 - 化学平衡电位。

2. 复极化过程 比较缓慢，历时 200 ～ 300ms，包括 1、2、3、4 期。

（1）1 期（快速复极初期）：此期心室肌细胞开始复极化，膜内电位由 +30mV 快速降到 0mV 左右，历时约 10ms。形成机制是 Na^+ 通道关闭，Na^+ 内流停止，而膜对 K^+ 的通透性增加，K^+ 快速外流使膜内电位下降所致。

（2）2 期（平台期）：此期膜内电位基本保持在零电位水平，动作电位的波形平坦，故称为平台期，历时 100 ～ 150ms。形成机制是由于细胞膜上 Ca^{2+} 通道开放，Ca^{2+} 缓慢而持续内流，同时仍有少量 K^+ 继续外流，两者电荷量相当，流动方向相反，使膜电位基本稳定于 0mV 水平。平台期是心室肌细胞动作电位的主要特征，也是整个心室肌细胞动作电位持续时间长的主要原因。

（3）3期（快速复极末期）：此期复极化速度加快，膜内电位由0mV左右迅速下降到-90mV，占时100～150ms。3期的形成是由于2期末Ca^{2+}内流停止而K^+外流增加使膜内电位迅速下降所致。

（4）4期（静息期）：此期膜电位稳定在静息电位水平，故称为静息期。但此时动作电位的完全复极并不意味着离子流的停息，由于在动作电位产生过程中，有一定量的Na^+、Ca^{2+}内流和K^+外流，使细胞内外原有的离子浓度有所改变，这种改变激活了细胞膜上的离子泵，将Na^+、Ca^{2+}迅速泵出，将K^+泵入，从而恢复膜内外正常离子浓度。

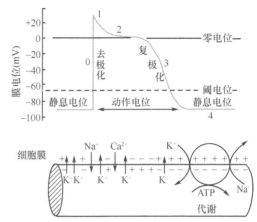

图4-3 心室肌细胞动作电位和主要离子跨膜转运

表4-4 心室肌细胞动作电位分期及特点

动作电位分期		电位变化	历 时	形成机制（离子流动）
去极化过程	0期	$-90 \to +30$mV	1～2毫秒	Na^+通道开放，Na^+迅速内流
复极化过程	1期	$+30 \to 0$mV	10毫秒左右	Na^+内流停止，K^+外流
	2期	0mV左右	100～150毫秒	慢Ca^{2+}通道激活，Ca^{2+}缓慢内流，K^+少量外流
	3期	$0 \to -90$mV	100～150毫秒	Ca^+内流停止，K^+迅速外流
	4期	稳定在-90mV		离子泵转运，Na^+ Ca^{2+}外流，K^+内流

（二）自律细胞的生物电特点

自律细胞动作电位4期膜内电位不稳定。当3期复极达到最大值（最大复极电位）之后，4期的膜电位并不稳定于这一水平，而是立即开始自动去极化，去极化达阈电位后即刻爆发一次新的动作电位。如此周而复始，动作电位按一定的节律不断地产生。这种4期自动去极化是自律细胞产生自动节律性兴奋的基础，也是自律细胞与非自律细胞的主要区别。

考点： 自律细胞动作电位的特点

案例4-2

患者男性，43岁。因反复发作头晕、憋气、心悸、心前区不适及停跳现象来院就诊。平时心率40～50/min，上述症状发作时心率35～40/min，伴有停跳5～8/min，每次患病持续2～3小时。经医院诊断为"病态窦房结综合征"。住院2个月，经用阿托品、异丙基肾上腺素等治疗效果不好。每星期仍发作1～2次，表现为头晕、憋气及停跳现象，心率40/min以下。最后在药物治疗无效的情况下，动员患者安置人工心脏起搏器。

问题：1.心脏的正常起搏点是什么？

2.患者的心率正常吗？

3.人工起搏器可替代谁来工作？

三、心肌的生理特性

心肌的生理特性包括自律性、传导性、兴奋性和收缩性。前三者为电生理特性。后者为机械特性。

（一）自律性

　　心肌在没有外来刺激的作用下，仍能自动地产生节律性兴奋和收缩的特性称为自动节律性，简称自律性。心肌的自律性来源于自律细胞，4期自动去极化是自律性形成的基础。由于不同部位自律细胞的4期自动去极化速度不同，因此，其自律性的高低不同。窦房结自律性最高，约100/min；房室交界次之，约50/min；浦肯野细胞最低，约25/min。

　　正常心脏的节律活动受自律性最高的窦房结控制，故窦房结是引起整个心脏搏动的正常起搏点。以窦房结为起搏点的心脏节律称为窦性心律。其他自律细胞因其自律性较低，在窦房结的控制下其自律性不能表现出来，只起到传导兴奋的作用，称为潜在起搏点。当窦房结的自律性异常低下或兴奋下传受阻或者潜在起搏点的自律性过高时，潜在起搏点的自律性就可表现出来，称为异位起搏点，由异位起搏点控制的心跳节律，称为异位心律。

（二）传导性

　　心肌细胞具有传导兴奋的能力，称为传导性。兴奋在心内传播是通过特殊传导系统而有序进行的，归纳如图4-4所示。

窦房结 —优势传导通路→ 房室交界→房室束及左右束支→浦肯野纤维网
　　↓ 　　　　　　　　　　　　　　　　　　　　　　　↓
左右心房肌　　　　　　　　　　　　　　　　　　　　左右心室肌

图4-4　心脏内兴奋传播

　　房室交界区是正常兴奋由心房传入心室的唯一通道，兴奋传导的速度较慢，需要时间较长（约0.1秒），称为房-室延搁。其生理意义在于使心室在心房收缩完毕之后才开始收缩，避免了心室和心房收缩重叠的现象，保证心室有充分的血液充盈，有利于心室射血。另外，浦肯野纤维网的高速传导（4m/s），使两心室肌产生同步收缩，保证心室射血功能的完成。

（三）兴奋性

　　心肌细胞具有接受刺激产生兴奋的能力或特性，称为兴奋性。

1. 心肌兴奋性的周期性变化　　心肌细胞在产生一次动作电位的过程中，其兴奋性可出现周期性变化，现以心室肌为例来说明（图4-5）。

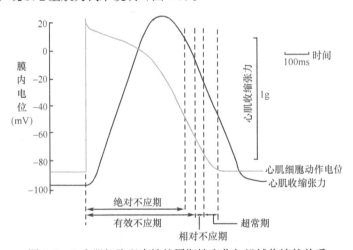

图4-5　心室肌细胞兴奋性的周期性变化与机械收缩的关系

（1）有效不应期：从心室肌细胞动作电位的 0 期去极化开始，到 3 期复极化达 -60mV 的这段时间内，给予任何强大的刺激都不会产生动作电位，这段时间称为有效不应期。说明此期心肌的兴奋性已降到零。有效不应期包括绝对不应期和局部反应期两部分。

（2）相对不应期：从复极化的 -60mV 至 -80mV 的这段时间内，给予阈上刺激才能使心室肌细胞产生动作电位，称为相对不应期。说明此期心肌的兴奋性在逐渐恢复，但仍低于正常。

（3）超常期：从复极化的 -80mV 至 -90mV 的这段时间内，由于膜内电位接近阈电位，给予阈下刺激就能产生动作电位，称为超常期。说明此期心肌的兴奋性高于正常。超常期后，膜电位恢复到正常静息水平，兴奋性也恢复正常。

人体内骨骼肌的收缩运动主要依赖于稳定的强直收缩，心肌则不同，其兴奋性周期性变化的最大特点是有效不应期特别长（200 ～ 300 毫秒），相当于整个收缩期和舒张早期，在此期间任何刺激都不能引起心肌产生新的兴奋和收缩。因此，心肌不会发生完全强直收缩，始终保持收缩与舒张活动的交替进行，从而有利于心室的射血和充盈，实现泵血功能。

2. 期前收缩与代偿间歇　正常情况下，心脏按窦房结的节律跳动。如果在有效不应期之后，下一次窦房结的兴奋到达之前，心室接受一个额外刺激，可使心肌提前产生一次兴奋和收缩，称为期前收缩，临床上称为早搏。期前收缩也有自己的有效不应期。当下一次窦房结传来的兴奋正好落在期前收缩的有效不应期内，则不会引起心室的兴奋和收缩，必须等窦房结再一次传来兴奋，才能引起心室的兴奋和收缩。因此，在一次期前收缩之后往往有一段较长的心舒期，称为代偿间歇（图 4-6）。

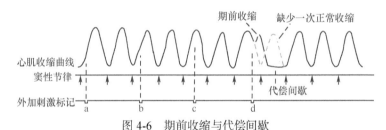

图 4-6　期前收缩与代偿间歇

刺激 a、b、c 落在有效不应期内，不起反应；刺激 d 落在相对不应期内，引起期前收缩与代偿间歇

（四）收缩性

心肌细胞的收缩原理与骨骼肌相似，也是通过兴奋 - 收缩耦联来实现的。但与骨骼肌相比较，心肌的收缩过程又有其自身的特点。　**考点：** 收缩性特点

1. 同步收缩　由于心肌细胞之间借闰盘相连，整个心房或心室在功能上分别可看作两个"合胞体"。加上心脏特殊传导系统传导兴奋的速度快，使兴奋几乎同时到达心房肌或心室肌，从而引起整个心房或心室肌细胞几乎同步收缩即"全或无"式收缩。

2. 不发生强直收缩　由于心肌细胞兴奋的有效不应期很长，不会发生强直收缩。

3. 对细胞外液 Ca^{2+} 依赖性大　心肌细胞的终池不如骨骼肌发达，Ca^{2+} 储备量少，在收缩过程中需依赖细胞外 Ca^{2+} 的内流来完成。

链接

主要离子对心肌生理特性的影响

K^+ 对心脏活动有抑制作用，当血 K^+ 浓度过高时，心肌的自律性、传导性、兴奋性和

收缩性均下降，表现为心动过缓、传导阻滞、心肌收缩力减弱，严重时心脏停搏在舒张状态。故临床上用氯化钾溶液补 K^+ 时，严禁静脉推注，只能口服或静脉缓慢滴注，同时必须遵循"不宜过多，不宜过浓，不宜过快"的原则，以防高血钾；当血 K^+ 浓度降低时，心肌的自律性、兴奋性和收缩性增高，易产生期前收缩和异位节律。血液中 Ca^{2+} 浓度增加，心肌收缩力增强。但血 Ca^{2+} 浓度过高，心肌可停跳于收缩状态；血 Ca^{2+} 浓度降低时，心肌收缩力减弱。

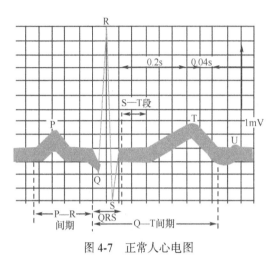

图 4-7　正常人心电图

四、心　电　图

每个心动周期中，心脏各部分在兴奋的产生、传导和恢复过程中出现的生物电变化，可通过心脏周围的导电组织和体液传到身体表面。将心电图机的测量电极放置在人体表面的一定部位记录出来的心脏电变化曲线称为心电图（ECG）。正常 ECG 是由 P 波、QRS 波群、T 波以及各波之间的线段所组成（图 4-7）。随着引导电极位置的不同，各波的形态、幅度均有差异。正常典型 ECG 的波形及重要间期或时段的生理意义见表 4-5。

表 4-5　正常典型心电图各波形的生理意义

波形	生理意义	幅度（mV）	时间（秒）
P 波	反映两心房去极化过程的电位变化	< 0.25	0.08 ～ 0.11
QRS 波群	反映两心室去极化过程的电位变化		0.06 ～ 0.10
T 波	反映心室复极化过程中的电位变化	0.1 ～ 0.8	0.05 ～ 0.25
PR 间期（PQ 间期）	从 P 波起点到 QRS 波起点的时程，代表兴奋由心房传到心室所需要的时间		0.12 ～ 0.20
Q-T 间期	从 QRS 波起点到 T 波终点的时程，代表从心室去极化到完全复极化所经历的时间		0.36 ～ 0.44
S-T 段	从 QRS 波群终点到 T 波起点之间的线段，代表心室各部分均处于去极化状态（相当于动作电位的平台期）	与基线平齐	

链接

动态心电图及 Holter 监测仪

Holter 监测仪是一种可以携带的，在活动状态下长时间连续记录心电图的装置，它可以提供受检者全日的动态心电活动的信息，有效地补充了常规心电图仅能做短时间静态记录的不足。Holter 监测仪分两部分：①磁带记录仪：佩戴在监测者身上的便携式磁带录像仪，可记录 24 ～ 48 小时的动态心电图，并能标明时间。②计算机分析仪：可将磁带记录仪录制的 24 ～ 48 小时的动态心电图图像回放，用以分析过去这段时间内心率和心律的变化以及心肌缺血等表现。这些资料对诊断心血管系统的疾病意义十分重大。

第2节 血管生理

血管是血液运行的管道。血液从心室射入动脉后，途经各级动脉、毛细血管、各级静脉回到心房。各类血管在血液分流、维持血压、调节各器官血流量和物质交换等方面有着重要作用。

链接

各类血管的功能特点

血管分为动脉血管、毛细血管和静脉血管三类。其中主动脉和大动脉及其大的分支，有明显弹性，称为弹性贮器血管；各级动脉分支，将血液分配到各组织器官，称为分配血管；小动脉和微动脉可产生和影响血液阻力，称为毛细血管前阻力血管；毛细血管壁薄，通透性大，称为交换血管；各级小静脉称为毛细血管后阻力血管；大静脉因容量大，可贮存血液，称为容量血管。

一、动脉血压和动脉脉搏

案例 4-3

患者男性，47 岁。最近发现在精神紧张、情绪激动或劳累后感到头晕、耳鸣、眼花、失眠、疲乏、注意力不集中等症状，多次在社区卫生所测血压为 135/95mmHg 左右。

问题：1. 什么是血压？患者血压正常吗？

2. 血压正常有什么意义？什么是高血压和低血压？

（一）动脉血压的概念和正常值

血压是指血管内血液对单位面积血管壁的侧压力。通常所说的血压是指动脉血压，即动脉血管内血液对单位面积动脉血管壁的侧压力。在心动周期中，心室收缩动脉血压升高达到的最高值为收缩压，心室舒张动脉血压下降到的最低值称为舒张压。收缩压与舒张压之差称为脉压。一个心动周期中动脉血压的平均值称为平均动脉压，平均动脉压等于舒张压加 1/3 脉压。在安静状态下我国健康青年人的收缩压为 100 ～ 120mmHg，舒张压为 60 ～ 80mmHg，脉压为 30 ～ 40mmHg，平均动脉压为 100 mmHg 左右。血压记录书写为：收缩压 / 舒张压 mmHg（表 4-6）。

考点：动脉血压的概念及正常值

正常人动脉血压保持相对稳定，是维持组织、器官血流量正常的重要条件。如果动脉血压过低，可致各器官血液量减少，特别是脑、心等重要器官，可因缺血缺氧造成严重后果；动脉血压过高，则可致心室肥厚，甚至发生心力衰竭。

表 4-6 动脉血压及其正常值

概念	产生时相	定义	正常值
收缩压	心室收缩期	心室收缩动脉血压升高达到最高值	100 ～ 120mmHg
舒张压	心室舒张期	心室舒张动脉血压下降到的最低值	60 ～ 80mmHg
脉压	心动周期	收缩压与舒张压之差	30 ～ 40mmHg
平均动脉压	心动周期	舒张压加 1/3 脉压	100mmHg

链接

高血压和低血压

目前，我国采用国际统一的高血压诊断标准：收缩压≥140 mmHg和（或）舒张压≥90mmHg，即可确诊为高血压。高血压是临床上最常见的心血管疾病，也是现代社会威胁人类健康的重大疾病之一。其中95%以上病因不明，称为原发性高血压；约5%病因明确，是某些疾病的一种临床表现，称为继发性高血压。高血压继续发展将会导致心、脑、肾的缺血损伤，是导致脑卒中、心肌梗死、动脉粥样硬化和痴呆的主要危险因素。若收缩压持续低于90 mmHg或舒张压低于60 mmHg时，可视为低血压。

考点：动脉血压形成的条件

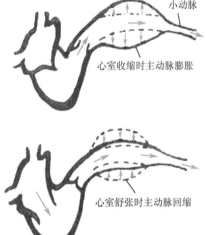

小动脉

心室收缩时主动脉膨胀

心室舒张时主动脉回缩

图4-8　大动脉管壁弹性作用

续的血流（图4-8）。

（二）动脉血压的形成

动脉血压形成的前提条件是在密闭的循环系统内有足够的血量充盈，其形成的两个基本因素是心脏射血和外周阻力（小动脉和微动脉对血流的阻力）。心室收缩时，射入大动脉的血液由于外周阻力的存在，约有1/3血液流向外周，其余约2/3血液因大动脉管壁的弹性扩张被暂时储存在主动脉和大动脉内，结果形成较高的动脉血压即收缩压。心室舒张时射血停止，动脉血压下降，因大动脉管壁弹性回缩作用，推动储存在大动脉扩张部分的血液继续流向外周血管，使动脉血压在心舒期内仍能维持一定高度，即形成舒张压。故大动脉管壁弹性的作用起到缓冲收缩压不至于过高，维持舒张压不至于过低，使心室间断性的射血变为在外周动脉血管内持

（三）影响动脉血压的因素

考点：影响动脉血压的因素

当参与动脉血压形成的因素发生改变时，均可对动脉血压产生明显的影响。

1.搏出量　在其他因素不变时，搏出量增大，心缩期射入主动脉的血量增多，管壁所承受压力就增大，故收缩压升高明显。由于动脉血压升高、血流速度加快，心缩期流向外周的血量增多，到舒张期末，大动脉内存留的血量增多并不明显，因此舒张压升高并不明显。搏出量增加主要表现为收缩压升高，脉压增大；反之收缩压降低，脉压减小。故收缩压的高低主要反映搏出量的多少。

2.心率　在其他因素不变的情况下，心率加快，心舒期明显缩短，心舒期流向外周的血量减少，心舒期末存留在主动脉内的血量增多，使舒张压升高。而在心缩期，由于动脉血压升高可使血流速度加快，有较多的血液流向外周，收缩压虽然升高，但不如舒张压升高显著，脉压则减小。相反心率减慢时，舒张压显著降低，脉压增大。

3.外周阻力　在其他因素不变时，外周阻力增加，心舒期血液流向外周的速度减慢，心舒期末存留在主动脉中的血量增多，使舒张压升高明显。在心缩期，由于动脉血压升高使血流速度加快，收缩压的升高不如舒张压的升高明显，故脉压减小。可见舒张压的高低主要反映外周阻力的大小。当阻力血管口径变小或血液的黏滞度增高时，外周阻力将随之增大，舒张压也会升高。

4. 大动脉的弹性储器作用　　大动脉的弹性储器作用可缓冲动脉血压的波动，起到减小脉压的作用。随着年龄的增长，大动脉管壁逐渐硬化其弹性减退，对动脉血压的缓冲作用减弱，故收缩压升高，舒张压降低，脉压明显增大。当老年人大动脉管壁硬化时，小动脉、微动脉往往也发生不同程度的硬化，使外周阻力相应增大，舒张压也会升高，但其升高的幅度较收缩压升高的幅度小，脉压仍较大。

5. 循环血量和血管容量　　正常情况下，循环血量和血管容量是相适应的，循环系统平均充盈压变化不大。当循环血量减少（如大失血时）而血管容量改变不大时，必然引起动脉血压降低。如果循环血量不变而血管系统容量较大（如药物过敏）时，也会造成动脉血压急剧下降。

综上所述，都是在假设其他因素不变的前提下，某单一因素改变对动脉血压的影响。在临床中分析影响动脉血压的因素，应根据不同的状态进行综合考虑。

（四）动脉脉搏

每个心动周期中心室的收缩和舒张，引起主动脉的扩张和回缩，产生的管壁搏动波沿着动脉壁依次传向外周各动脉，形成有节律的动脉搏动称为动脉脉搏（简称脉搏）。脉搏起始于主动脉，沿管壁向外传播，搏动一般传至微动脉后消失。脉搏在一定程度上可反映心血管功能状况。正常情况下，脉搏的频率与心率相等，脉搏的节律与心律相同。

二、微　循　环

微循环是指微动脉和微静脉之间的血液循环。微循环的主要功能是为血液和组织液之间进行物质交换提供场所。

（一）微循环的血流通路和功能

1. 微循环的组成　　人体内由于各器官、组织的结构和功能不同，微循环的结构也不相同。典型的微循环由微动脉、后微动脉、毛细血管前括约肌、真毛细血管、通血毛细血管、动 - 静脉吻合支和微静脉等7部分组成（图4-9）。

2. 微循环的血流通路与基本功能　　血液流经微循环时有3条通路（表4-7）。

（1）迂回通路：血液经微动脉→后微动脉→毛细血管前括约肌→真毛细血管→微静脉，这条通路称为迂回通路。真毛细血管相互连通成网状，穿行于组织细胞间，迂回曲折，使血液流经此处时流速缓慢；毛细血管

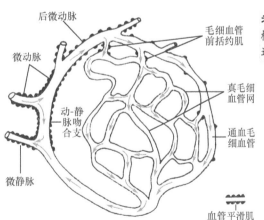

考点：微循环概念及血流通路的功能

图 4-9　微循环

管壁由单层内皮细胞组成，有良好的通透性，因此迂回通路可使血液与组织细胞之间进行充分的物质交换，又称为"营养通路"。一般情况下，这一通路交替开闭，其状态取决于局部代谢产物（CO_2、H^+、乳酸）的多少。

（2）直捷通路：血液经微动脉→后微动脉→通血毛细血管→微静脉，此通路为直捷通路。因通血毛细血管管径较真毛细血管管径大，且路径直，因此血流阻力小，血流速度快，主要功能是使部分血液快速通过微循环流入静脉，以保证血液快速返回心脏。这条通路的血

液很少与组织细胞进行物质交换。机体安静时，直捷通路开放较多。

表 4-7 微循环通路的主要途径、开放情况和生理功能

血流通路	血流主要途径	开放情况	主要生理功能
迂回通路	真毛细血管网	交替开放	进行物质交换
直捷通路	通血毛细血管	经常开放	保证静脉回心血量
动 - 静脉短路	动 - 静脉吻合支	必要时开放	调节体温

（3）动 - 静脉短路：血液经微动脉→动 - 静脉吻合支→微静脉，此通路称为动 - 静脉短路。动 - 静脉短路在皮肤中较多，通常处于关闭状态。当机体内产热量增大时，短路开放，使皮肤血流量增大，有利于体内热量的散发。故这条通路对体温调节有一定作用。

（二）微循环血流量的调节

1. 局部代谢产物调节 CO_2、乳酸、H^+ 等代谢产物的局部积累，会导致局部后微动脉、毛细血管前括约肌舒张，继而真毛细血管网开放，组织细胞进行物质交换；当代谢产物被清除后，后微动脉、毛细血管前括约肌收缩，迂回通路关闭。如此周而复始，使迂回通路的毛细血管网轮流交替开放。

2. 神经调节 微动脉和微静脉血管壁平滑肌受交感缩血管神经纤维支配，当神经兴奋时，微动脉收缩，微循环血流量减少。

三、组织液与淋巴循环

（一）组织液

考点：组织液生成的动力

存在于组织间隙内的液体称为组织液，是细胞赖以生成的内环境。绝大部分组织液呈胶冻状不能自由流动，因而不会因重力作用而流到身体的低垂部分。组织液中各种离子及成分与血浆相同，但其蛋白质浓度明显低于血浆。

1. 组织液的生成与回流 组织液是血浆经毛细血管壁滤过形成的。毛细血管壁的通透性是组织液生成的结构基础。组织液的生成（滤过）和回流（重吸收）的动力取决于有效滤过压：即毛细血管血压和组织液胶体渗透压是促使液体由毛细血管内向血管外滤过的力量；血浆胶体渗透压和组织液静水压是将液体从毛细血管外回流入血管内的力量。滤过的力量和回流的力量之差称为有效滤过压（图 4-10）。有效滤过压计算公式：

有效滤过压＝（毛细血管血压＋组织液胶体渗透压）-（血浆胶体渗透压＋组织液静水压）

组织液在生成过程中，有效滤过压为正值时组织液生成；有效滤过压为负值时则组织液回流。以图 4-10 所假设的各种压力数值为例推算得出：毛细血管动脉端有效滤过压为 10mmHg，即组织液生成的力量大于回流的力量，使液体滤出毛细血管进入组织间隙生成组织液；而在静脉端的有效滤过压为 -8mmHg，即组织液回流的力量大于生成的力量，组织液被重吸收回到毛细血管。经毛细血管动脉端滤过的液体，约 90% 在静脉端被重吸收回血液，其余约 10% 进入毛细淋巴管形成淋巴液，经淋巴系统回流入静脉，使组织液的生成与回流处于动态平衡（图 4-10）。

2. 影响组织液生成和回流的因素 组织液生成过多或回流减少，组织间隙中将有过多的液体潴留导致组织水肿。影响组织液生成和回流的因素见表 4-8。

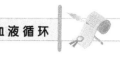

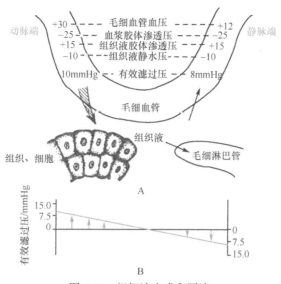

图 4-10 组织液生成和回流

A. 形成有效滤过压的因素和作用方向；B. 有效滤过压在毛细血管内的变化.
"+". 促使液体滤出毛细血管的力；"−". 阻止液体滤出毛细血管的力
（图中数值单位为 mmHg）

考点：影响组织液生成和回流的因素（水肿形成的原因）

表 4-8 影响组织液生成和回流的因素

影响因素	机制	途径	例证
毛细血管血压↑	微动脉扩张→进入毛细血管内的血液增多	生成↑	炎症部位
	静脉回流受阻→使大量血液淤积在毛细血管	回流↓	右心衰竭
血浆胶体渗透压↓	有效滤过压↑	生成↑	营养不良、肾病
淋巴液回流受阻	部分组织液经淋巴回流入血液循环受阻	回流↓	丝虫病、肿瘤压迫
毛细血管通透性↑	血浆蛋白进入组织液，组织液胶体渗透压↑	生成↑	烧伤、过敏反应

（二）淋巴循环的意义

组织液进入毛细淋巴管而成淋巴液，全身的淋巴液经淋巴管收集，最后由胸导管和右淋巴导管注入静脉。正常成人在安静状态下大约每小时有 120 ml 淋巴液流入血液循环，以此推算，每天生成的淋巴液总量为 2～4 L，大致相当于全身的血浆总量。淋巴液回流的生理意义：①回收蛋白质，将组织液中的蛋白质回收至血液中，是淋巴回流最重要的功能。②运输肠道吸收的脂肪和其他营养物质。③调节血浆和组织液之间的液体平衡。④防御屏障作用。淋巴液在回流过程中经过淋巴结，其中的巨噬细胞能将从组织间隙进入淋巴液的红细胞、细菌等异物加以清除。同时淋巴结所产生的淋巴细胞和浆细胞还参与机体的免疫反应。

四、静脉血压和血流

（一）静脉血压

静脉血压远低于动脉血压，且无收缩压和舒张压之分。当体循环血液经动脉、毛细血管到达微静脉时，血压已降低到 15～20mmHg，至右心房时则接近于零。静脉血压包括外周静脉压和中心静脉压。

1. 外周静脉压　各器官静脉的血压称为外周静脉压。通常以人体平卧时的肘静脉压为代表，正常值为 5 ～ 14 cmH$_2$O。

考点：中心静脉压及其生理意义

2. 中心静脉压　右心房和胸腔内大静脉的血压称为中心静脉压。中心静脉压的正常值为 4 ～ 12cmH$_2$O，其高低取决于心脏射血能力和静脉回心血量。中心静脉压与心脏射血能力呈反比，与静脉回心血量呈正比。如心脏射血能力较强，能及时将回流入心脏的血液射入动脉，中心静脉压就较低；反之则会升高。静脉回心血量增多，中心静脉压也将升高。

临床上测定中心静脉压有助于判断心脏射血能力，也可作为控制输液量和速度的观察指标。

链接

中心静脉压在临床输液中的地位

临床上给危重病人或心功能不全患者补液或输血时，应观察或测定中心静脉压。若发现中心静脉压偏低，提示输液量不足，应加快输液速度；若中心静脉压超过正常值并持续升高，则提示输液过快或患者心脏功能不全，应减慢输液速度、控制输液量或暂停输液，否则将危及患者生命。

（二）影响静脉回心血量的因素

静脉回心血量多少取决于外周静脉压和中心静脉压之差以及静脉对血流的阻力。故凡能影响这个压力差的因素，都可影响静脉回心血量。

1. 心肌收缩力　当心室肌收缩能力增强，心室排空较完全，心室剩余血量较少，在心舒期室内压较低，对心房和大静脉内血液的抽吸力量较强，静脉回心血量增加。反之减少。如右心衰竭时，射血量显著减弱，血液淤积在右心房和大静脉内，导致中心静脉压升高而回心血量明显减少，患者可出现颈静脉怒张、肝脾大、下肢水肿等体征；左心衰竭时，左心房内压和肺静脉压升高，导致肺淤血和肺水肿。

2. 重力与体位　人体平卧位时，全身静脉大体与心脏处于同一水平，重力对静脉回流影响较小。当人体从卧位转为直立时，由于重力作用，心脏以下静脉血管内的血液充盈量增加，故回心血量减少，心输出量也因而减少，致血压降低（称为直立性低血压）。这种变化在健康人由于神经系统的迅速调节而不易被觉察，但久病卧床的病人由于静脉管壁的紧张性较低，故由卧位突然站立时，可因大量血液积滞在下肢，回心血量过少，心输出量减少，动脉血压下降，视网膜和脑组织血液供应不足而出现眼前发黑、头晕甚至晕厥等症状。

3. 骨骼肌的挤压作用　静脉管壁存在静脉瓣，下肢肌肉收缩时可挤压静脉，使静脉内血液只能向心脏方向流动而不能倒流。骨骼肌的交替收缩和舒张与静脉瓣的作用，对静脉血回流发挥着"肌肉泵"的作用。如在运动时，下肢"肌肉泵"的作用使回心血量明显增加。若经常久立不动，使静脉回流减少，易引起下肢静脉淤血，严重者可致下肢静脉曲张。

4. 呼吸运动　呼吸运动对静脉回流起着"呼吸泵"的作用。吸气时胸膜腔负压增大，大静脉和右心房扩张而使中心静脉压降低，有利于静脉血液回流入右心房。呼气时相反，回心血量减少。

第3节 心血管活动的调节

机体在不同的生理状况下，各器官组织的代谢水平不同，对血流量的需求也不同。心血管活动能在神经和体液调节下，通过改变心输出量和外周阻力，协调各器官组织之间的血流分配，以适应各器官组织在不同状态下对血流量的需求。

案例 4-4

患者男性，32 岁。因被汽车撞伤骨盆部 2 小时入院。查体：体温 36.5℃，脉搏 120/min，呼吸 30/min，血压 70/55mmHg，体重约 60kg，面色苍白，四肢厥冷。入院诊断：骨盆粉碎性骨折伴失血性休克。

问题：1.应密切观察患者哪些生命体征？
2.患者的动脉血压变化有什么特点？为何有心率加快、面色苍白，四肢厥冷的表现？

一、神 经 调 节

神经系统对心血管活动的调节是通过各种心血管反射活动实现的。

（一）心血管的神经支配和作用

1. 心脏的神经支配及作用 心脏受心交感神经和心迷走神经的双重支配（图 4-11，表 4-9）。

（1）心迷走神经及其作用：心迷走神经属于副交感神经，其节前纤维起自延髓的迷走神经背核和疑核，在心壁内神经节换元后，其节后神经纤维支配窦房结、心房肌、房室交界、房室束及其分支，仅有少量的迷走神经纤维支配心室肌。节后纤维释放乙酰胆碱（ACh），与心肌细胞膜上的 M 受体结合后，可引起心率减慢，心肌收缩力减弱，房室传导速度减慢，使心输出量减少，血压下降。

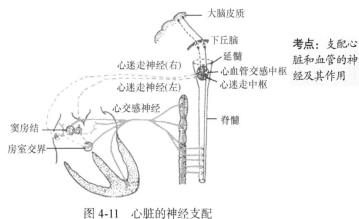

考点：支配心脏和血管的神经及其作用

图 4-11 心脏的神经支配
实线为交感神经 虚线为迷走神经

（2）心交感神经及其作用：心交感神经的节前纤维起自脊髓胸段 1～5 节灰质侧角，在神经节内换元后，由节后纤维支配窦房结、房室交界、房室束、心房肌和心室肌。节后纤维释放去甲肾上腺素（NE），与心肌上的 β_1 受体结合，使心率加快，心肌收缩力增强，房室传导速度加快，心输出量增多，血压升高。

2. 血管的神经支配及作用 体内绝大多数血管只受交感缩血管神经的支配。其节前纤维发自脊髓胸、腰段侧角，节后纤维释放去甲肾上腺素，与血管平滑肌上 α 受体结合，产生缩血管效应，增加外周阻力，升高血压（表 4-9）。交感缩血管神经支配体内几乎所有的血管平滑肌，皮肤血管中分布最密，骨骼肌和内脏的血管次之，冠状血管和脑血管中分布较少。

表 4-9　心血管的主要神经支配和作用

支配神经	分布	递质、受体	作用
心迷走神经	窦房结、心房肌、房室交界、房室束及其分支	Ach、M 受体	心率减慢，心肌收缩力减弱，房室传导速度减慢，心输出量减少，血压↓
心交感神经	窦房结、房室交界、房室束、整个心肌	NE、β_1 受体	心率加快，心肌收缩能力增强，房室交界传导加速，心输出量增多，血压↑
交感缩血管神经	几乎所有的血管	NE、α 受体	血管平滑肌收缩，外周阻力增大，血压↑

此外，骨骼肌血管还受交感舒血管神经纤维支配；脑膜、胃肠道的腺体和外生殖器等少数器官还受副交感舒血管神经纤维支配，但它们仅使局部血管舒张，调节局部器官血流量。

（二）心血管中枢

心血管中枢是指在中枢神经系统中与心血管活动有关的神经元集中的部位。心血管中枢分布在脊髓、脑干、下丘脑、小脑和大脑皮质的一定部位，但基本中枢在延髓。延髓心血管中枢包括心迷走中枢、心交感中枢和交感缩血管中枢，在平时它们都会持续发放低频冲动，通过各自的传出神经、心交感神经、心迷走神经和交感缩血管神经调节心脏和血管的活动，称为心血管中枢的紧张性活动。正常情况下，心迷走中枢和心交感中枢的紧张性活动是相互拮抗的。安静时心迷走中枢的紧张性略占优势，故心率较慢；运动或情绪激动时心交感中枢和交感缩血管中枢的紧张性较高，则心率加快，心肌收缩力增强，心输出量增多，血压升高。

（三）心血管活动的反射性调节

在人体内存在有多种心血管反射，其生理意义在于使循环功能及时适应机体当时所处的状态或环境的变化。

1. 颈动脉窦和主动脉弓压力感受性反射　颈动脉窦和主动脉弓血管壁有对牵张刺激敏感的压力感受器（图 4-12）。颈动脉窦的传入神经是窦神经，主动脉弓的传入神经是主动脉神经或称降压神经，分别加入舌咽神经和迷走神经进入延髓。

当动脉血压升高时，颈动脉窦和主动脉弓压力感受器所受牵张刺激增多，沿窦神经和主动脉神经传入延髓心血管中枢冲动增多，使心迷走中枢紧张性加强，心交感中枢紧张性减弱，心迷走神经兴奋，心交感神经抑制，导致心率减慢，心收缩力减弱，心输出量减少；交感缩血管中枢紧张性减弱，交感缩血管神经抑制，血管舒张，外周阻力降低。最终使血压下降至正常水平，此反射又称减压反射。反之，当血压下降时，传入心血管中枢的冲动减少，使心迷走中枢抑制，心交感中枢和交感缩血管中枢兴奋，则心率加快，心肌收缩力增强，心输出量增多，血管收缩，外周阻力增加，使血压回升（图 4-13、表 4-10）。

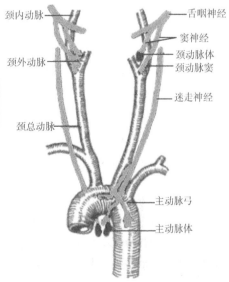

图 4-12　颈动脉窦和主动脉弓压力感受器

颈内动脉　舌咽神经　窦神经　颈动脉体　颈外动脉　颈动脉窦　迷走神经　颈总动脉　主动脉弓　主动脉体

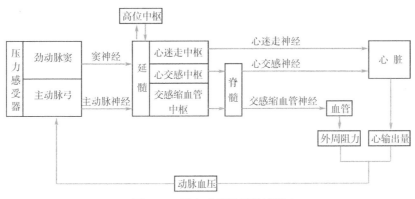

图 4-13 压力感受性反射过程

表 4-10 心血管活动反射性调节的分类及其意义

	压力感受性反射	化学感受性反射
感受器	颈动脉窦、主动脉弓	颈动脉体、主动脉体
中枢	延髓（心迷走中枢、心交感中枢交感缩血管中枢）	延髓（呼吸中枢、交感缩血管中枢）
传入	窦神经、主动脉神经	窦神经、迷走神经
传出神经	心迷走神经、心交感神经 交感缩血管神经	迷走神经 交感缩血管神经
效应器	心脏、血管	呼吸肌、血管
刺激因素	动脉血压升高	血中 PCO_2 ↑、PO_2 ↓、H^+ ↑
效应	心率↓、心肌收缩力↓、搏出量↓ 血管舒张、外周阻力↓、血压下降	呼吸中枢兴奋，呼吸加深加快 血管收缩、外周阻力↑血压升高
意义	属于负反馈调节，平时经常起调节作用。缓冲 血压的急剧变化，维持动脉血压相对恒定	参与机体应激状态时的循环功能调节，使血管收缩， 血压升高，保证心、脑等重要器官的血液供应

　　压力感受性反射属于负反馈调节，具有双向的调节能力。血压升高时反射活动加强而引起降压效应，血压下降时反射活动减弱以促使血压回升。因此，压力感受性反射的生理意义是在短时间内快速调节动脉血压，缓冲血压的急剧变化，维持动脉血压相对稳定。如由平卧突然直立或在急性出血时，颈动脉窦内压力降低，通过该反射的减弱，可使动脉血压回升，避免血压过低而引起晕厥和休克等不良反应。压力感受性反射对快速波动的血压改变更敏感，对血压缓慢持续的升高不发挥作用。

链接

眼 - 心反射及高尔兹反射

　　用手指压迫眼球，或敲击、挤压腹部等可反射性地兴奋迷走神经，引起心率减慢，甚至心搏骤停。前者称为眼 - 心反射，后者称为高尔兹反射。有些室上性心动过速的病人，发作时立即用按压眼球的方法来缓解发作，有一定的自我控制效果。在拳击比赛规则中规定运动员禁止拳击对方腹部，也与该反射有关。

　　2. 颈动脉体和主动脉体化学感受性反射　　颈动脉体位于颈总动脉分叉处，主动脉体位于主动脉弓区域，传入神经分别为窦神经和迷走神经。它们能够感受血液中某些化学物质的变化，故称化学感受器。当机体缺氧、CO_2 分压过高或 H^+ 浓度增加时，化学感受器兴奋并沿传入神经将冲动传入延髓呼吸中枢，主要对呼吸进行调节，使呼吸加深加快。该反射平时对心血管活动不起明显调节作用。只有在低氧、窒息、动脉血压过低和酸中毒等情况下才兴奋交感缩血管中枢，使血管收缩，血压升高，保证心、脑等重要器官的血液供应（表4-10）。

二、体液调节

心血管的活动受全身性体液因素和局部性体液因素的调节。全身性体液因素有肾上腺素、去甲肾上腺素、血管紧张素、血管升压素等；局部性体液因素有组胺、组织代谢产物等。

（一）全身性体液因素

考点：肾上腺素和去甲肾上腺素对心脏和血管的作用

1. 肾上腺素和去甲肾上腺素　血液中的肾上腺素和去甲肾上腺素主要来自肾上腺髓质。它们对心脏和血管的作用，决定于与肾上腺素能受体的结合能力和受体分布的不同（表4-11）。

表4-11　肾上腺素、去甲肾上腺素对心血管的作用比较

	肾上腺素	去甲肾上腺素
心脏作用	心率加快，心肌收缩力加强，心输出量增加（β_1受体）	兴奋心脏的作用相对较弱
血管作用	皮肤、肾、胃肠血管收缩（α受体）；肝、冠状动脉和骨骼肌血管舒张（β_2受体），对外周阻力影响不大	全身小血管（冠状动脉除外）广泛收缩（α受体），使外周阻力增大，动脉血压升高
临床应用	"强心药"	"升压药"

2. 肾素－血管紧张素系统　当循环血量减少而使肾脏缺血时，肾小球旁细胞合成分泌肾素，肾素进入血液后，使由肝脏合成的血管紧张素原变为血管紧张素Ⅰ。在肺循环内，血管紧张素Ⅰ经转换酶的作用再转变为血管紧张素Ⅱ；血管紧张素Ⅱ在血液中氨基肽酶的作用下转变成为血管紧张素Ⅲ。其中血管紧张素Ⅱ可使全身血管收缩，从而使血压升高；同时血管紧张素Ⅱ还可使肾上腺皮质分泌醛固酮，醛固酮具有保钠和保水的作用，使细胞外液增加，血量增加，血压升高。血管紧张素Ⅲ与血管紧张素Ⅱ有类似的作用，只是它的缩血管作用较弱，而促进醛固酮分泌的作用较强。

（二）局部性体液因素

局部性体液因素包括激肽、组胺和局部代谢产物等。激肽是已知最强的局部舒血管物质，并能增加毛细血管壁的通透性。组胺存在于皮肤、肺、胃肠黏膜的肥大细胞中，当组织受到损伤、炎症、过敏反应时，组织将释放组胺，引起局部血管舒张，毛细血管壁通透性增大，导致局部组织充血水肿。组织代谢产物如CO_2、H^+、腺苷、乳酸等有舒血管作用，组织活动增强或供血不足时，代谢产物增多，使微血管舒张，增加局部血流量。

链接

社会心理因素对心血管生理活动的影响

社会心理因素对心血管生理活动的影响非常明显。例如，愤怒时血压升高，惊恐时心跳加速，害羞时面部血管扩张等。许多心血管疾病也与社会心理因素有密切的关系。如高血压普查资料显示，在工作压力较大、竞争环境紧张的大城市生活的人群，其发病率较高；而生活在偏僻地区、生活压力较小的人群中，高血压的发病率则比较小。不良的心理刺激，如亲人的意外死亡等伤害性刺激，容易导致心血管疾病。因此，全社会都应当高度重视社会心理因素的不良影响，积极预防心血管疾病的发生。

小结

心脏通过节律性的收缩和舒张来实现泵血。心脏泵血过程分为等容收缩期、射血期、等容舒张期和充盈期。心输出量是评价心泵血功能的基本指标，影响心输出量的因素有心肌前负荷、后负荷、心肌的收缩能力和心率。心肌细胞生物电现象有其自己的特征，心肌具有自律性、兴奋性、传导性和收缩性等特性。血管是运输血液的管道和物质交换的场所。动脉血压形成的前提是足够的血液充盈于循环系统，根本因素是心脏射血和外周阻力；影响动脉血压的因素有搏出量、心率、外周阻力、大动脉管壁弹性及循环血量和血管容积的变化。微循环的主要功能是实现血液与组织细胞之间的物质交换，组织液生成增多或回流减少均可引起水肿。中心静脉压是判断心功能和临床控制输液量和输液速度的观察指标。压力感受性反射对快速波动的血压变化敏感，是维持动脉血压相对稳定的重要反射。肾上腺素在临床上常用于"强心"；去甲肾上腺素用于"升压"。

 自 测 题

一、名词解释

1. 心动周期　2. 心率　3. 射血分数

4. 心输出量　5. 脉压　6. 平均动脉压

7. 微循环　8. 中心静脉压

二、填空题

1. 心肌的生理特性是指_____、_____、_____、_____。

2. 心动周期的长短与心率快慢呈_____关系。当心率加快时，心动周期_____。

3. 心肌特殊传导系统中，自律性最高的部位是_____，称为心的_____，由它所控制的心跳节律称为_____。

4. 兴奋由心房传向心室，在_____传导速度最慢，称为_____。

5. 我国健康青年人动脉血压其收缩压为_____，舒张压_____，脉压_____。

6. 在组织液生成的有效滤过压中促使组织液生成的力量是_____和_____，促使组织回流的因素是_____和_____。

7. 微循环中，有物质交换功能的通路是_____，使血液快速回心的通路是_____，动-静脉短路的功能是_____。

8. 临床中被用作"强心药"的是_____，被用作"升压药"的是_____。

9. 中心静脉压是监测_____和_____的参考指标。

三、选择题（A型题）

1. 对等容收缩期的说明，错误的是（　　）

A. 房室瓣关闭　　　　　B. 动脉瓣关闭

C. 心室容积不变　　　　D. 心室无血液进出

E. 室内压高于动脉压

2. 心室血液充盈主要靠（　　）

A. 心房收缩的挤压作用

B. 心室舒张的抽吸作用

C. 骨骼肌收缩促进静脉回流作用

D. 吸气时胸内负压作用

E. 以上都不对

3. 与心指数无关的是（　　）

A. 体表面积　　　　　B. 搏出量

C. 血压　　　　　　　D. 心率

E. 心输出量

4. 第一心音发生在（　　）

A. 室缩期，标志着心室收缩的开始

B. 房舒期，标志着心房舒张的开始

C. 房缩期，标志着心房收缩的开始

D. 室舒期，标志着心室收缩的开始

E. 室缩期末，标志着心室收缩的终末

5. 心室肌细胞动作电位的主要特点是（　　）

A. 0期去极化过程快　　B. 1期快速复极期

C. 形成平台期（2期）　D. 3期复极化快

E. 4 期膜电位不稳定

6. 心室肌动作电位 2 期复极是由于下列哪种离子流动的结果（　　）

A. K^+ 内流   B. Na^+ 内流

C. K^+ 外流   D. Ca^{2+} 内流 K^+ 外流

E. Ca^{2+} 外流

7. 心肌细胞中自律性最高的是（　　）

A. 心房肌   B. 窦房结

C. 房室束   D. 心室肌

E. 房室交界

8. 房 - 室延搁的生理意义是（　　）

A. 使心室肌不产生强直收缩

B. 利于心室肌几乎同步收缩

C. 使心室肌的有效不应期长

D. 使心房、心室不发生同时收缩

E. 引起期前收缩

9. 心肌不发生强直收缩的原因是（　　）

A. 心肌的有效不应期长

B. 心肌是功能上合胞体

C. 心肌呈 "全或无" 式收缩

D. 心肌的肌质网不发达，贮 Ca^{2+} 少

E. 心肌收缩为同步收缩

10. 期前收缩的发生是由于（　　）

A. 额外刺激落在绝对不应期内

B. 额外刺激落在局部反应期内

C. 额外刺激落在有效不应期内

D. 额外刺激落在相对不应期内

E. 以上都不是

11. 心肌兴奋性周期性变化的特点是（　　）

A. 去极化期长   B. 超常期长

C. 有效不应期特别长   D. 相对不应期短

E. 低常期短

12. 从心肌兴奋与收缩的关系看，有效不应期相当于（　　）

A. 收缩期

B. 从收缩开始到舒张结束

C. 从收缩开始到舒张早期

D. 舒张期

E. 从收缩开始到舒张后一段时间

13. 动脉血压保持相对稳定的意义是（　　）

A. 保持足够的静脉回流量

B. 保持血管充盈

C. 防止血管硬化

D. 保证器官的血液供应

E. 减轻心肌的前负荷

14. 收缩压为 100mmHg，舒张压为 70mmHg，其平均动脉压为（　　）

A. 70mmHg   B. 75mmHg

C. 80mmHg   D. 85mmHg

E. 90mmHg

15. 其他因素不变而搏出量增大时，动脉血压的变化主要是（　　）

A. 收缩压明显升高

B. 舒张压明显升高

C. 收缩压和舒张压升高幅度相同

D. 收缩压降低，舒张压升高

E. 收缩压升高，舒张压降低

16. 脉压是指（　　）

A. 动脉管壁的周期性起伏

B. 动脉搏动产生的压力

C. 收缩压与舒张压之差

D. 收缩压与舒张压之和

E. 动脉压与静脉压之差

17. 在心率和搏出量不变的情况下，影响动脉血压的主要因素是（　　）

A. 外周阻力   B. 大动脉管壁的弹性

C. 静脉回心血量   D. 血管长度

E. 血液黏滞性

18. 影响舒张压的主要因素是（　　）

A. 心输出量   B. 外周阻力

C. 大动脉弹性   D. 静脉回心血量

E. 循环血量与血管系统容积的比例

19. 脉搏的强弱可反映（　　）

A. 脉压大   B. 动脉管壁弹性大小

C. 收缩压高低   D. 脉压小

E. 血管内血液充盈度

20. 正常机体内组织液的生成和回流主要取决于（　　）

A. 血浆胶体渗透压   B. 组织液胶体渗透压

C. 毛细血管壁的通透性   D. 毛细血管血压

E. 组织液静水压

21. 下列哪一项不是淋巴循环的功能（　　）

A. 回收蛋白质

B. 调节血浆和组织液之间的液体平衡

C. 运输脂肪及其他营养物质

D. 防御屏障作用

E. 具有组织灌流作用

22. 关于中心静脉压的正常值, 正确的是 ( )

A. 120 mmHg

B. 4 ～ 12 mmHg

C. 80 mmHg

D. 4 ～ 12 mmH₂O

E. 4 ～ 12cmH₂O

23. 能使中心静脉升高的因素是 ( )

A. 血管容量增加

B. 静脉回心血量减少

C. 循环血量减少

D. 心脏射血能力减弱

E. 静脉回流速度减慢

24. 调节心血管功能活动的基本中枢位于 ( )

A. 大脑皮质

B. 脊髓

C. 延髓

D. 下丘脑

E. 脑干

25. 刺激迷走神经可引起 ( )

A. 窦房结自律性升高

B. 心肌收缩力增强

C. 房室传导时间缩短

D. 心率减慢

E. 心肌的兴奋性升高

26. 正常情况下, 支配全身血管的传出神经是 ( )

A. 交感缩血管神经

B. 交感舒血管神经

C. 迷走神经

D. 副交感舒血管神经

E. 副交感缩血管神经

27. 由卧位突然变为立位, 正常人血压变化很小, 主要原因是 ( )

A. 压力感受器反射

B. 化学感受器反射

C. 心肺感受器反射

D. 心血管自身调节

E. 脑缺血反射

28. 减压反射的生理意义是 ( )

A. 降低动脉血压

B. 升高动脉血压

C. 减弱心血管的活动

D. 加强心血管的活动

E. 维持动脉血压的相对稳定

四、简答题

1. 简述影响心输出量的因素。

2. 简述心肌各部位自律性的高低和意义。

3. 试述影响动脉血压的因素。

4. 说出影响静脉血回心的因素。

5. 试分析临床上常见的可能引起水肿的原因。

6. 比较肾上腺素和去甲肾上腺素对心脏和血管的作用。

（赵淑琳　连彩兰）

5

第5章　呼　吸

大家都知道，不管是清醒还是睡眠，人一辈子都在进行呼吸。我们为什么一辈子都要进行呼吸呢？呼吸一旦停止了，将会出现什么后果呢？人是从什么时候开始建立呼吸的呢？呼吸是怎么实现的呢？种种疑问，通过本章的学习，相信大家一定能够豁然开朗。

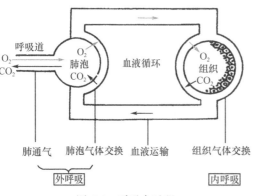

图 5-1　呼吸全过程

考点：呼吸的概念、三个环节及生理意义

新生儿出生时的第一声啼哭，标志着呼吸的开始，生命不息，呼吸不止。体内营养物质的氧化分解为机体各种功能活动（如呼吸、心跳、运动等）提供了能量。在此过程中，细胞不断消耗 O_2，并产生 CO_2。因此人每天都要不断地从环境中摄取新陈代谢所需要的 O_2，排出代谢产生的 CO_2。机体与外界环境之间的气体交换过程，称为呼吸。呼吸由 3 个相互衔接并同时进行的环节构成：①外呼吸，包括肺通气和肺换气。②气体在血液中的运输。③内呼吸或组织换气（图 5-1）。

呼吸是机体维持正常代谢和生命活动所必需的基本功能之一。呼吸过程中的任何一个环节发生障碍，都可引起组织缺 O_2 和（或）CO_2 聚集，影响细胞的代谢和功能，严重时危及生命。

第 1 节　肺　通　气

肺通气是指肺与外界环境之间的气体交换过程。呼吸道是气体进出肺的通道，并对吸入的气体起加温、加湿、过滤和清洁等作用。肺泡是肺泡气与血液进行气体交换的场所。

一、肺通气的原理

气体进出肺取决于两个因素的相互作用：一是推动气体流动的动力；二是阻止其流动的阻力。肺通气是由于肺通气的动力克服了阻力而实现的。

（一）肺通气的动力

呼吸肌舒缩引起的呼吸运动是肺通气的原动力，呼吸运动造成肺内压与大气压间的压力差是肺通气的直接动力（图 5-2）。

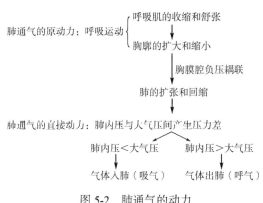

图 5-2　肺通气的动力

1. 呼吸运动　由呼吸肌收缩和舒张引起的胸廓节律性的扩大和缩小称为呼吸运动，包括吸气运动和呼气运动。呼吸运动按其深、浅分为平静呼吸和用力呼吸；按参与呼吸运动的主要肌群的不同，分为腹式呼吸和胸式呼吸。

（1）平静呼吸和用力呼吸：人在安静时均匀而平稳的自然呼吸，称为平静呼吸，呼吸频率为 12 ～ 18/min。平静吸气是由于膈肌和肋间外肌收缩，使胸廓的上下径、前后径和左右径增大，胸腔容积增大，引起肺被动扩张，肺容积增大，肺内压降低，低于大气压时气体入肺，产生吸气；平静呼气是由于膈肌和肋间外肌舒张，胸腔容积缩小，引起肺弹性回缩，肺内压升高，高于大气压时气体出肺，产生呼气。平静呼吸的特点是：吸气运动是主动过程，而呼气运动是被动过程。

人在劳动或运动时，呼吸运动将加深加快，称为用力呼吸或深呼吸。其吸气运动除膈肌和肋间外肌加强收缩外，还有胸大肌、胸锁乳突肌等辅助吸气肌参与收缩，使胸廓和肺容积进一步增大，肺内压更低于大气压，因此，能吸入更多的气体。其呼气运动除吸气肌舒张外，还有肋间内肌和腹肌等呼气肌收缩，使胸廓和肺容积进一步缩小，肺内压更高于大气压，呼出更多的气体。因此，用力呼吸的特点：吸气运动和呼气运动都是主动过程。

（2）腹式呼吸和胸式呼吸：以膈肌舒缩为主，造成腹壁明显起伏的呼吸运动，称为腹式呼吸，如婴幼儿（胸廓不发达）或胸膜炎、胸腔积水等患者的呼吸主要为腹式呼吸。以肋间外肌舒缩为主，造成胸壁明显起伏的呼吸运动，称为胸式呼吸，如妊娠晚期的孕妇或严重腹水、腹腔巨大肿瘤等患者主要为胸式呼吸。正常成人呼吸大多是腹式呼吸和胸式呼吸同时存在，为混合式呼吸。

2. 肺内压　肺内压是指肺泡内的压力，可随呼吸运动发生周期性的变化。吸气开始时，肺扩张，肺内压下降，低于大气压，引起吸气，随着气体吸入，肺内压逐渐升高，至吸气末肺内压等于大气压，吸气停止；呼气开始时，肺回缩，肺内压升高，高于大气压，引起呼气，随着气体呼出，肺内压逐渐减小，至呼气末肺内压等于大气压，呼气停止（图 5-3）。由于呼吸运动造成肺内压的主动升降，导致肺内压与大气压之间出现压力差，成为实现肺通气的直接动力。

考点： 肺通气的原动力和直接动力、呼吸运动形式

案例 5-1

患者男性，20 岁。右前胸被刀刺伤后出现胸闷，呼吸困难，面色苍白，被紧急送入医院急诊科。体格检查：发现右前胸第 5 肋间有一 2cm 的创口，呼吸时可听到空气进出的声音，气管和心脏向健侧移位，患侧胸部叩诊呈鼓音，听诊呼吸音消失，胸部 X 线检查：右侧肺

明显萎陷，气管和心脏等纵隔器官向左偏移。临床诊断：开放性气胸。

问题：1. 胸膜腔负压是怎么形成的？有什么生理意义？

2. 为什么患者出现了右侧肺明显萎陷及气管、心脏等纵隔器官向左偏移？

3. 胸膜腔内压　正常呼吸运动过程中肺为什么能随胸廓的运动而扩张和回缩呢？除因为肺具有弹性外，还与胸膜腔的特性及胸膜腔内压的作用有关。胸膜腔是胸膜壁层和脏层之间的一个密闭、潜在的腔隙，与外界不相通。正常胸膜腔仅有少量的浆液，在两层胸膜之间起润滑作用，同时使两层胸膜紧贴在一起，参与胸膜腔负压的形成，保证胸廓的运动能够带动肺的运动，使肺能随着胸廓的张缩而张缩。胸膜腔内的压力称为胸膜腔内压。经过测定，在整个呼吸过程中，胸膜腔内压通常低于大气压，习惯上称为胸膜腔负压，简称为胸内负压。

（1）胸膜腔负压的形成：胸膜腔负压的形成与作用于胸膜腔的两种力有关：一是使肺泡扩张的肺内压；二是使肺泡缩小的肺回缩力。胸膜腔内压是这两种方向相反的力的代数和，即：胸膜腔内压＝肺内压－肺回缩力。当吸气末或呼气末时，肺内压等于大气压，即：胸膜腔内压＝大气压－肺回缩力。若视大气压为零，则胸膜腔内压＝－肺回缩力。可见，胸膜腔负压是由肺回缩力造成的。吸气时，肺扩张程度增大，肺回缩力增大，胸膜腔负压增大；呼气时，肺扩张程度减小，肺回缩力减小，胸膜腔负压减小。在平静呼吸时，吸气末胸膜腔负压为 $-10 \sim -5\text{mmHg}$，呼气末胸膜腔负压为 $-5 \sim -3\text{mmHg}$（图 5-3）。

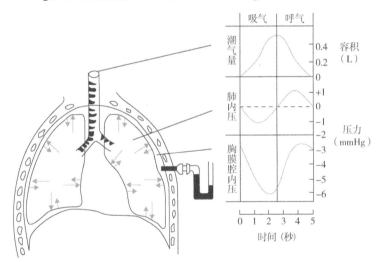

图 5-3　呼吸时肺内压、胸膜腔内压及呼吸气量的变化

（向外的箭头表示肺内压，向内的箭头表示肺回缩力）

考点：胸膜腔负压的生理意义

（2）胸膜腔负压的生理意义：①使肺保持扩张状态，并使肺能随胸廓的运动而扩张和回缩；②可使胸腔内壁薄且可扩张性大的腔静脉和胸导管等扩张，促进静脉血和淋巴液的回流。任何原因造成胸膜腔的密闭性破坏，使空气进入胸膜腔称为气胸。此时，胸膜腔负压减小甚至消失，肺因回缩力而萎陷，静脉血和淋巴液回流受阻，导致呼吸和循环功能障碍，以致危及生命。

链接

什么是人工呼吸？

在溺水、触电、煤气中毒、自缢等情况下，可以引起人呼吸停止。一个人呼吸停止数分钟便会有生命危险，但如果对患者正确进行人工呼吸，将有起死回生的可能。到底什么是人工呼吸呢？人工呼吸是对呼吸骤停患者进行抢救的一种常用的急救方法。其原理就是人为地造成肺内压与大气压之间周期性的压力差以维持肺通气。人工呼吸的方法很多，如用人工呼吸机进行正压通气、简便易行的口对口人工呼吸、俯卧压背和仰卧压胸法等。如有心跳停止，还要同时做胸外心脏按压，促进心跳恢复。这些内容，大家在以后的课程中将会详细学到，希望大家能够认真学习和练习，掌握正确的急救方法，挽救生命。

（二）肺通气的阻力

肺通气过程中遇到的阻力称为肺通气的阻力，包括弹性阻力和非弹性阻力。平静呼吸时，弹性阻力约占肺通气总阻力的 70%，非弹性阻力约占 30%。

1. 弹性阻力　弹性组织在外力作用下变形时所产生的对抗变形的力称为弹性阻力。肺通气的弹性阻力来自胸廓和肺，一般情况下主要来自于肺。

肺的弹性阻力即肺的回缩力，有两个来源：2/3 由肺泡表面液体层所形成的肺泡表面张力构成，1/3 由肺的弹性成分所形成的弹性回缩力构成。

（1）肺泡表面张力：在肺泡表面覆盖有一层来源于血浆的极薄的液体层，由于液体分子的相互吸引，形成一种使肺泡表面积缩至最小的力，即表面张力。表面张力的方向指向肺泡的中心，可使肺泡回缩，构成了肺的回缩力。在正常人，测定肺泡表面张力仅为水的 1/7。后来发现肺泡内存在降低表面张力的物质，即由肺泡 II 型细胞合成和分泌，分布在肺泡液体分子层表面的肺泡表面活性物质。其生理意义：①减小肺的弹性阻力，使肺容易扩张，保证肺通气的顺利进行。②避免肺毛细血管中液体渗入肺泡，防止肺水肿的发生。③维持大小肺泡容积的相对稳定性。

考点：肺泡表面活性物质的来源、作用和生理意义

链接

肺泡表面活性物质对呼吸运动的影响

胚胎发育至妊娠 25 ～ 30 周时，肺泡腔内才开始出现肺泡表面活性物质，随着肺泡 II 型细胞的发育成熟，其分泌量逐渐增加，至分娩（40 周）时达到高峰。因此，早产儿容易因肺泡内缺乏表面活性物质导致肺泡表面张力过大，发生肺不张和肺水肿，造成新生儿呼吸窘迫综合征，严重时可致死亡。此外，成人患肺炎、肺血栓等疾病时，由于肺组织缺血缺氧，也会使肺泡 II 型细胞功能受损，肺泡表面活性物质减少而发生肺不张。

（2）肺的弹性回缩力：肺组织含弹力纤维和胶原纤维等弹性成分，肺扩张时弹性成分会产生回缩力。在一定范围内，肺越扩张，弹性回缩力越大，这也是构成肺弹性阻力的重要因素之一。

弹性阻力的大小，通常用顺应性来表示。顺应性是指在外力作用下，弹性物体扩张的难易程度。容易扩张的则顺应性大，不易扩张的则顺应性小。可见，顺应性与弹性阻力成反比关系。

2. 非弹性阻力　主要指气道阻力，即气体进出呼吸道时所产生的摩擦力，其大小与气道口径、气流速度和气流形式有关，但主要取决于气道口径。气道阻力与气道半径的 4 次方成反比，口径越小，阻力越大。

呼吸道平滑肌受自主神经支配。交感神经兴奋，平滑肌舒张，气道口径变大，阻力减小；副交感神经兴奋，平滑肌收缩，气道口径变小，阻力增大。支气管哮喘患者发作时，就是因为支气管平滑肌痉挛，气道口径减小，气道阻力明显增大，从而出现严重的呼吸困难，

临床上可用支气管解痉药缓解。

二、肺通气功能的评价

（一）肺容量

是指肺容纳气体的量。在呼吸过程中，肺容量随气体的吸入或呼出以及呼吸幅度的变化而变化，可用肺量计测定和描计（图5-4）。

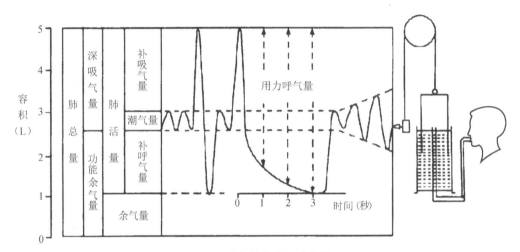

图5-4　肺容量变化记录曲线

1. 潮气量　是指每次呼吸时吸入或呼出的气体量。正常成人平静呼吸时为400～600ml，平均约为500ml。

2. 补吸气量　是指在平静吸气末再尽力吸气，所能增加的吸入气量。正常成人为1500～2000ml。补吸气量与潮气量之和称为深吸气量。

3. 补呼气量　是指在平静呼气末再尽力呼气，所能增加的呼出气量。正常成人为900～1200 ml。

4. 余气量与功能余气量　最大呼气末肺内残余的气体量，称为余气量，正常成人为1000～1500ml。支气管哮喘和肺气肿患者的余气量增加。平静呼气末肺内残留的气体量，称为功能余气量，它等于余气量与补呼气量之和，正常成人约为2500ml。

考点：肺活量、用力呼气量概念及意义

5. 肺活量和用力呼气量　尽力吸气后再尽力呼气所能呼出的气体量，称为肺活量。肺活量是潮气量、补吸气量和补呼气量之和，其大小有较大的个体差异，与身材、性别、体位、呼吸肌的强弱等因素有关。正常成年男性约为3500ml，女性约为2500ml。肺活量的测定方法简单，重复性好，可反映一次通气的最大能力，是肺通气功能测定的常用指标。

用力呼气量又称为时间肺活量，是指在尽力吸气后再尽力尽快呼气，计算第1、2、3秒末呼出的气体量占肺活量的百分数。正常成人第1、2、3秒末呼出的气量分别占肺活量的83%、96%、99%。肺弹性降低或阻塞性肺疾病患者用力呼气量可显著降低，其中第一秒用力呼气量意义最大，低于60%为不正常。用力呼气量是评价肺通气功能的较好指标。

6. 肺总量　是指肺所能容纳的最大气体量，等于肺活量与余气量之和，成年男性约为5000ml，女性约为3500ml。

（二）肺通气量和肺泡通气量

1. 肺通气量　是指每分钟吸入或呼出的气体总量，等于潮气量乘以呼吸频率。正常成人平静呼吸时，肺通气量为 6 ～ 9L/min。在运动或劳动时，肺通气量增大。尽力做深、快呼吸时，每分钟所能吸入或呼出的最大气体量称为最大随意通气量。最大随意通气量能够反映肺通气功能的储备能力，一般可达 150L，是平静呼吸时肺通气量的 25 倍。它反映个体单位时间内通气的最大储备能力，是估计一个人所能承受最大运动量的一个良好的生理指标。

考点：肺泡通气量

2. 肺泡通气量　在通气过程中，每次吸入的气体，一部分将留在鼻腔至终末细支气管之间的气道内，不能参与肺泡与血液之间的气体交换，这部分呼吸道容积称为解剖无效腔，正常成人其容积约为 150ml。进入肺泡的气体，也可因某些肺泡得不到足够的血液供应而不能都与血液进行气体交换，这部分未能发生交换的气体量称为肺泡无效腔。解剖无效腔与肺泡无效腔合称为生理无效腔。正常人平卧时，肺泡无效腔为零，生理无效腔等于或接近于解剖无效腔。由于无效腔的存在，真正有效的气体交换量应以肺泡通气量为准。肺泡通气量是指每分钟吸入肺泡的新鲜空气量，其计算公式：

肺泡通气量 =（潮气量 − 无效腔气量）× 呼吸频率

潮气量和呼吸频率的变化，对肺通气量和肺泡通气量有不同的影响。表 5-1 中可见，浅快呼吸时肺泡通气量明显减少，而深慢呼吸时肺泡通气量增加。因此从气体交换的效果看，适度的深慢呼吸比浅快呼吸更有利于气体交换。

表 5-1　不同呼吸形式时的肺通气量和肺泡通气量

呼吸形式	潮气量（ml）	呼吸频率（min^{-1}）	肺通气量（ml）	肺泡通气量（ml）
平静呼吸	500	12	6000	4200
浅快呼吸	250	24	6000	2400
深慢呼吸	1000	6	6000	5100

第 2 节　气体的交换和运输

一、气体的交换

气体交换包括肺泡与血液之间以及血液与组织细胞之间 O_2 和 CO_2 的交换。前者称为肺换气，后者称为组织换气。

（一）气体交换的动力

在混合气体的总压力中，某种气体所占有的压力，称为该气体的分压。气体交换的动力是气体的分压差，气体总是由分压高处向分压低处扩散。分压差越大，气体扩散速度越快。肺泡气、血液和组织中氧分压（PO_2）和二氧化碳分压（PCO_2）值见表 5-2。

表 5-2　人在海平面时各呼吸气体中 PO_2 和 PCO_2（mmHg）

	空气	肺泡气	静脉血	动脉血	组织
PO_2	158	102	40	100	30
PCO_2	0.3	40	46	40	50

（二）气体交换的过程

1. 肺换气过程 当静脉血流经肺时，由于肺泡气 PO_2 高于静脉血 PO_2，肺泡气 PCO_2 低于静脉血 PCO_2，因此，在分压差的作用下，O_2 从肺泡向血液扩散，CO_2 则从血液向肺泡扩散。通过肺换气使 CO_2 进入肺泡，呼出体外，使血液获得 O_2，使原来的静脉血变成了动脉血（图 5-5）。

考点：肺换气和组织换气的过程、意义

2. 组织换气过程 当动脉血流经组织时，由于动脉血 PO_2 高于组织 PO_2，动脉血 PCO_2 低于组织 PCO_2，因此，在分压差的作用下，O_2 从动脉血向组织扩散，CO_2 则从组织向血液扩散。通过组织换气使 CO_2 进入血液，使组织获得 O_2，从而使原来的动脉血变成了静脉血（图 5-5）。

（三）影响肺换气的因素

考点：影响肺换气的因素

1. 呼吸膜的厚度和面积 O_2 和 CO_2 在肺部扩散必须经过呼吸膜。呼吸膜由 6 层结构组成，如图 5-6 所示。正常呼吸膜通透性很大，平均厚度约 0.6μm，气体易于扩散通过。正常成人两肺呼吸膜的总面积约 $70m^2$。在安静状态下，用于气体扩散的呼吸膜面积约 $40m^2$，因此，有相当大的储备面积。运动时，由于肺毛细血管开放数量和开放程度增加，扩散面积也大大增加。

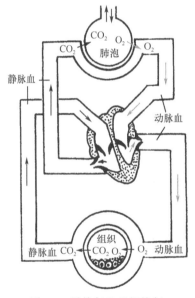

图 5-5　肺换气和组织换气

图中数字为气体分压（mmHg）

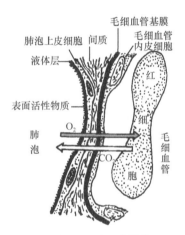

图 5-6　呼吸膜结构

病理情况下，如肺炎、肺水肿和肺纤维化等，呼吸膜增厚，气体扩散速率降低，扩散量减小；肺不张、肺气肿、肺叶切除或肺毛细血管关闭和阻塞均能使呼吸膜的扩散面积减小，导致肺换气减少。

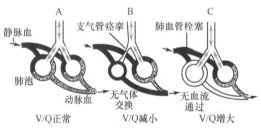

图 5-7　通气 / 血流（V/Q）比值变化

2. 通气 / 血流比值 指每分钟肺泡通气量与每分钟肺血流量的比值。正常成人安静时，每分肺泡通气量为 4.2L，每分钟肺血流量与心输出量相当，约为 5L，故通气 / 血流比值 =4.2/5=0.84。此时通气量与血流量配比最适合，肺换气效率最高，比值增大或减小均可使肺换气效率降低（图 5-7）。

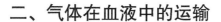

二、气体在血液中的运输

肺换气摄取的 O_2，必须通过血液循环运输到达机体各组织器官供细胞利用；细胞代谢产生的 CO_2 经组织换气进入血液后，也必须经血液循环运输到达肺部排出体外。因此，O_2 和 CO_2 的运输是以血液为媒介的。O_2 和 CO_2 在血液中运输的形式有物理溶解和化学结合两种，其中化学结合为主要的运输方式。物理溶解运输的量很少，但却是不可缺少的重要的中间步骤。进入血液的气体必须先溶解，然后才能结合；气体释放时也必须从化学结合状态解离成溶解状态，然后才能离开血液。

（一）O_2 的运输

1. 物理溶解　血液中以物理溶解形式存在的 O_2 量很少，仅约占血液运输 O_2 总量的 1.5%。

考点：O_2 的运输方式

2. 化学结合　进入血浆中的 O_2 绝大部分扩散入红细胞，与红细胞内血红蛋白（Hb）结合，形成氧合血红蛋白（HbO_2）。此反应（如下式所示）迅速、可逆，不需要酶的参与，决定反应方向的因素是 PO_2。

$$Hb + O_2 \underset{PO_2 \text{低（组织）}}{\overset{PO_2 \text{高（肺）}}{\rightleftharpoons}} HbO_2$$

HbO_2 是 O_2 在血液中运输的主要形式，约占血液运输 O_2 总量的 98.5%。O_2 与 Hb 的结合过程是氧合反应而不是氧化反应，因 Hb 中的 Fe^{2+} 与 O_2 结合后其离子价仍是二价。HbO_2 呈鲜红色，去氧 Hb 呈紫蓝色，所以动脉血是鲜红色的，而静脉血则呈暗红色。

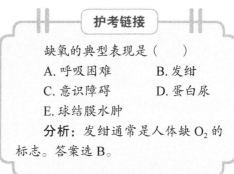

护考链接

缺氧的典型表现是（　　）
A. 呼吸困难　　　　B. 发绀
C. 意识障碍　　　　D. 蛋白尿
E. 球结膜水肿
分析：发绀通常是人体缺 O_2 的标志。答案选 B。

链接

发　绀

当血液中去氧 Hb 含量超过 5g/100ml 时，皮肤、黏膜呈青紫色，这种现象称为发绀。发绀通常是人体缺 O_2 的标志。但是也有例外，例如在红细胞增多（如高原性红细胞增多症）时，虽然不存在缺氧，但由于去氧 Hb 含量达 5g/100ml 以上而出现发绀；相反，有些严重贫血的患者，虽然存在缺氧，但由于去氧 Hb 含量不易达到 5g/100ml，故不出现发绀。此外，CO 与 Hb 的结合能力是 O_2 的 210 倍。CO 中毒时，CO 与 Hb 结合形成一氧化碳血红蛋白（HbCO），使血液呈樱桃红色，机体可有严重缺 O_2 但并不发绀。

（二）CO_2 的运输

1. 物理溶解　约占血液运输 CO_2 总量的 5%。

2. 化学结合　CO_2 化学结合的形式主要是碳酸氢盐和氨基甲酸血红蛋白（图 5-8）。

考点：CO_2 的主要运输方式

（1）碳酸氢盐：约占 CO_2 运输总量的 88%。当血液流经组织时，组织细胞生成的 CO_2 扩散入血浆，大部分 CO_2 迅速扩散进入红细胞内，在碳酸酐酶（CA）催化下，CO_2 与 H_2O 结合生成 H_2CO_3，H_2CO_3 又迅速解离成 H^+ 和 HCO_3^-。少部分 HCO_3^- 在红细胞内与 K^+ 生成 $KHCO_3$，大部分顺浓度差扩散入血浆与 Na^+ 生成 $NaHCO_3$，溶解在血液中运输。在 HCO_3^- 透过红细胞膜的同时，血浆中的 Cl^- 则向红细胞内转移，以保持红细胞膜两侧的电位平衡，

这一过程称为 Cl^- 转移。当血液流经肺部时，由于肺泡内的 CO_2 分压低，反应向相反方向进行，CO_2 被释放排出。

(2) 氨基甲酸血红蛋白：约占 CO_2 运输总量的 7%。进入红细胞内的 CO_2 能直接与血红蛋白的氨基结合，形成氨基甲酸血红蛋白 (HbNHCOOH)。这一反应迅速、可逆，不需要酶的参与，主要取决于血液中 CO_2 分压。

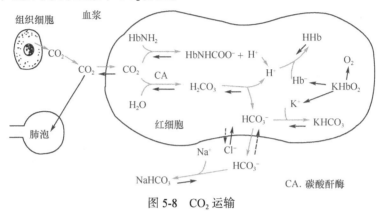

图 5-8 CO_2 运输

第 3 节 呼吸运动的调节

呼吸运动是一种节律性的活动，其深度和频率可随机体活动、代谢水平的变化而发生相应改变，以适应机体代谢的需要，这些都是通过神经调节来实现的。

一、呼吸中枢

考点：呼吸的基本中枢、调整中枢

中枢神经系统内，产生和调节呼吸运动的神经元细胞群称为呼吸中枢。它们分布于脊髓、脑干和大脑皮质等部位。各级呼吸中枢对呼吸运动的产生和调节起着不同的作用，正常呼吸运动是在各级呼吸中枢的相互配合下实现的。

(一) 脊髓

支配呼吸肌的运动神经元位于脊髓前角，它们发出膈神经和肋间神经分别支配膈肌和肋间肌。动物实验证明，在脊髓和延髓之间进行横切后，动物的呼吸运动立即停止。说明脊髓不能产生节律性的呼吸运动，它只是联系脑和呼吸肌的中继站以及整合某些呼吸反射的初级中枢。

(二) 延髓

延髓有吸气神经元和呼气神经元，主要集中在腹侧和背侧两组神经核团内，其轴突纤维下行支配脊髓前角的呼吸肌运动神经元。动物实验证明，在延髓与脑桥之间进行横切后，动物可存在节律性的呼吸运动，但呼吸节律不规则，呈喘息样呼吸。说明延髓是产生节律性呼吸运动的基本中枢，但正常呼吸节律的形成还需要高一级中枢的进一步调节。

(三) 脑桥

在动物中脑和脑桥之间横切，呼吸运动无明显变化，呼吸节律保持正常。说明脑桥存在对延髓呼吸节律进行调整的中枢，称为呼吸调整中枢，正常呼吸节律是脑桥和延髓呼吸中枢共同活动形成的。

（四）大脑皮质

人在一定限度内可以随意屏气或加深加快呼吸，此外，说话、唱歌、哭笑、吞咽等都要依靠呼吸运动的配合，这些都是在大脑皮质的控制下进行的。

二、呼吸运动的反射性调节

（一）肺牵张反射

由肺扩张或缩小所引起的反射性呼吸变化，称为肺牵张反射。包括肺扩张时抑制吸气活动的肺扩张反射和肺萎陷时增强吸气活动或促进呼气转换为吸气的肺萎陷反射两种表现形式。

肺扩张反射生理意义在于防止吸气过深过长，促进吸气转为呼气。该反射是通过迷走神经实现的，在动物实验中，将两侧颈部迷走神经都切断后，动物的吸气过程延长，吸气加深，呼吸变得深而慢。肺萎陷反射一般在较大程度肺萎陷时才发生，所以它在平静呼吸时并不发挥调节作用，但在防止过深呼气及在肺不张等情况下可能起一定作用。

（二）化学感受性呼吸反射

化学感受性呼吸反射主要是指动脉血或脑脊液中 PO_2、PCO_2 及 H^+ 浓度的改变，可通过刺激化学感受器，反射性地调节呼吸运动的频率和深度，使肺通气量与机体代谢变化相适应，保持内环境中 O_2、CO_2、pH 的相对稳定。

1. 化学感受器 参与呼吸运动调节的化学感受器，按其所在部位的不同分为外周化学感受器和中枢化学感受器两种。

（1）外周化学感受器：位于颈动脉体和主动脉体，在动脉血 PO_2 降低、PCO_2 或 H^+ 浓度升高时受到刺激兴奋，冲动分别沿窦神经（舌咽神经的分支）和迷走神经传入延髓呼吸中枢，反射性地引起呼吸运动加深加快。

（2）中枢化学感受器：位于延髓腹外侧浅表部位，对脑脊液和局部组织间液的 H^+ 浓度变化极为敏感。血液中的 H^+ 几乎不能通过血脑屏障，故血液 H^+ 浓度的变化对中枢化学感受器的直接作用较小。但血液中的 CO_2 能迅速自由地通过血脑屏障进入脑脊液，与水结合生成 H_2CO_3，H_2CO_3 进一步解离出 H^+，兴奋中枢化学感受器，进而兴奋延髓呼吸中枢。

2. CO_2、O_2 和 H^+ 对呼吸运动的调节

（1）CO_2 对呼吸运动的调节：在麻醉动物或人，动脉血液 PCO_2 过低时可出现呼吸运动暂停。因此，一定浓度的 CO_2 是维持呼吸中枢兴奋性的必要条件。同时，CO_2 也是调节呼吸运动最重要的生理性刺激因素。通过实验得知，吸入气中 CO_2 含量升高时，动脉血 PCO_2 也随之升高，可引起呼吸运动加深加快，肺通气量增加，使动脉血中 PCO_2 可重新接近正常水平。但是，当吸入气 CO_2 含量过高（超过 7% 时），则可抑制中枢神经系统包括呼吸中枢的活动，引起呼吸困难、头痛、头晕，甚至昏迷，出现 CO_2 麻醉。CO_2 对呼吸运动的调节作用是通过刺激中枢化学感受器和外周化学感受器两条途径实现的，但以兴奋中枢化学感受器为主。

（2）H^+ 对呼吸运动的调节：动脉血 H^+ 浓度升高，可引起呼吸运动加深加快，肺通气量增加；H^+ 浓度降低，呼吸运动受到抑制。由于血液中的 H^+ 不易通过血-脑屏障，因此 H^+ 对呼吸运动的调节作用主要是通过刺激外周化学感受器实现的。

（3）低氧对呼吸运动的调节：动脉血 PO_2 下降到 80mmHg 以下时，可出现呼吸运动加深加快，肺通气量增加。低 O_2 对呼吸运动的调节作用是通过刺激外周化学感受器实现的。

考 点：O_2、CO_2 及 H^+ 对呼吸运动的调节

但低 O_2 对呼吸中枢的直接作用是抑制。轻度缺 O_2 时，刺激外周化学感受器而兴奋呼吸中枢的作用占优势，呼吸运动加深加快，以吸入更多的 O_2 来纠正机体缺 O_2；严重缺 O_2 时，对呼吸中枢的直接抑制作用占优势，从而导致呼吸运动减弱甚至停止。

小结

呼吸是机体与环境之间 O_2 和 CO_2 气体交换的过程，由外呼吸（包括肺通气和肺换气）、气体在血液中的运输、内呼吸（或组织换气）3个环节构成。肺通气的原动力是呼吸运动，直接动力是肺内压与大气压间的压力差。肺通气的阻力有弹性阻力和非弹性阻力两种。胸膜腔负压生理意义是维持肺扩张和促进静脉血及淋巴液的回流。反映肺通气功能较好的指标是用力呼气量，反映肺通气效率的较好指标是肺泡通气量。气体交换的动力是气体分压差。肺换气的结果是使原来的静脉血变成了动脉血，而组织换气的结果是使原来的动脉血变成了静脉血。O_2 的主要运输方式是 HbO_2，而 CO_2 则是碳酸氢盐。正常呼吸节律的形成是延髓和脑桥呼吸中枢共同活动的结果。血液或脑脊液中 PO_2、PCO_2、H^+ 浓度的变化可以通过化学感受器反射性地调节呼吸运动。

自 测 题

一、名词解释

1. 呼吸 2. 肺活量 3. 用力呼气量

4. 肺泡通气量

二、填空题

1. 呼吸的全过程包括_____、_____和_____3个环节。

2. 肺通气的原动力是_____，直接动力是_____。

3. 正常成人呼吸频率为_____，肺泡通气量 =（_____－_____）× 呼吸频率。

4. 气体交换动力是膜两侧_____。

5. 由于胸内压较大气压低，故习惯上称为_____，其形成主要取决于_____。

6. O_2 和 CO_2 在血液中运输的形式有_____和_____两种。

7. O_2 在血液中运输的主要形式是扩散入红细胞内，与_____结合形成_____而运输。

三、选择题（A型题）

1. 维持胸膜腔负压的必要条件是（　　）

   A. 胸膜腔的密闭性

   B. 两层胸膜之间有浆液

   C. 呼吸肌的收缩

   D. 胸膜腔内压低于大气压

   E. 肺内有表面活性物质

2. 肺表面活性物质减少将导致（　　）

   A. 肺难以扩张

   B. 肺弹性阻力减少

   C. 肺顺应性增大

   D. 肺泡内液体表面张力降低

   E. 小肺泡内压小于大肺泡内压

3. 阻塞性肺气肿病人肺通气指标肯定下降的是（　　）

   A. 肺活量　　　　　　B. 肺总量

   C. 潮气量　　　　　　D. 功能余气量

   E. 用力呼气量

4. 使肺换气效率最佳的通气/血流比值是（　　）

   A. 0.64　　　　　　　B. 0.74

   C. 0.84　　　　　　　D. 0.94

   E. 1.04

5. 血液中 CO_2 的主要运输形式是（　　）

   A. 去氧血红蛋白　　　B. 氧合血红蛋白

   C. 碳酸氢盐　　　　　D. 物理溶解

   E. 氨基甲酸血红蛋白

6. 北方农村某农户，冬季采用炉灶取暖，家里老人晨起后感到胸闷，呼吸困难，皮肤黏膜呈现樱桃红色，引起这些症状的污染物最可能是（　　）

   A. 甲醛　　　　　　　B. 一氧化碳

C. 二氧化氮　　　　　D. 二氧化碳

　E. 二氧化硫

7. 维持呼吸中枢正常兴奋性所必需的是（　　）

　A. 缺 O_2　　　　　　B. HCO_3^-

　C. $NaHCO_3$　　　　　D. 一定浓度的 H^+

　E. 一定浓度的 CO_2

8. 缺 O_2 和血液中 H^+ 升高引起呼吸运动增强的主要途径是（　　）

　A. 直接兴奋呼吸中枢

　B. 刺激呼吸肌

　C. 刺激中枢化学感受器

　D. 刺激外周化学感受器

　E. 兴奋肺牵张反射

9. 血液中 PCO_2 升高，引起呼吸运动增强的主要途径是（　　）

　A. 刺激中枢化学感受器

　B. 刺激外周化学感受器

C. 直接作用于呼吸中枢

　D. 引起肺牵张反射

　E. 引起呼吸肌本体感受器反射

10. 形成和维持正常呼吸节律的中枢部位是（　　）

　A. 脊髓和延髓　　　　　B. 脊髓和脑桥

　C. 延髓和脑桥　　　　　D. 中脑和脑桥

　E. 大脑皮质

四、简答题

1. 胸膜腔负压是如何形成的？有何生理意义？

2. 影响肺换气的因素有哪些？

3. 新生儿呼吸困难，医生诊断为新生儿呼吸窘迫综合征。请问该病的发生与肺缺乏哪种物质有关？该物质有何生理功能？

（宁　华）

6

第6章　消化和吸收

众所周知，一日三餐，五谷杂粮。这些进入胃肠道的复杂食物如何变成维持我们生命活动的营养物质，就是本章要学习的消化和吸收功能。

第1节　消化道各段的消化功能

考点：消化的概念，消化的方式

消化是指食物在消化道内被加工分解成小分子物质的过程。消化过程包括机械性消化和化学性消化两种形式。机械性消化是通过消化道的肌肉舒缩活动，磨碎食物并使其与消化液充分混合以及推送食物至下段消化道的过程；化学性消化是通过消化液中各种消化酶的作用，将大分子营养物质（糖类、蛋白质、脂肪）分解成可被吸收的小分子物质的过程。两种方式相辅相成，完成对食物的消化。

一、口腔内消化

消化过程从口腔开始。在口腔内食物经咀嚼被磨碎，并与唾液充分混合后通过吞咽经食管进入胃内。

（一）唾液及其作用

唾液是口腔内唾液腺分泌的无色、无味近于中性的低渗液体。正常成人每日分泌 $1 \sim 1.5L$，唾液中约99%是水、有机物及无机物（约占1%）。其中有机物主要是唾液淀粉酶、球蛋白、黏蛋白及溶菌酶，无机物有 Na^+、K^+、HCO_3^-、Cl^- 等。

唾液的主要生理作用：①湿润口腔、溶解食物，引起味觉。②清洁和保护口腔。唾液可冲洗和清除口腔中的食物残渣，减少细菌繁殖。溶菌酶和免疫球蛋白有杀灭细菌和病毒的作用。③排出毒物。一些有毒的微生物及铅、汞等物质可随唾液排出。④分解淀粉。唾液淀粉酶可将淀粉分解为麦芽糖，对淀粉进行初步消化。

（二）咀嚼和吞咽

咀嚼是由咀嚼肌有序收缩而完成的复杂的反射活动，利用上下牙齿切割、磨碎食物，使食物与唾液充分混合形成食团利于吞咽。同时，食物与唾液充分混合后有助于淀粉的化学性消化，还可反射性引起胃液、胰液、胆汁的分泌，为食物的进一步消化做准备。

考点：蠕动概念

吞咽是一种复杂的反射活动，是由口腔和舌协调运动将食团经咽和食管送入胃内的过程，基本中枢位于延髓。在吞咽过程中，食管通过蠕动推送食团进入胃内。蠕动是消化道平滑肌共有的运动形式，是一种以环形肌舒缩为主向前推进的波形运动。

二、胃内消化

案例 6-1

患者男性，45 岁。间歇性上腹部疼痛 1 年，进食后缓解。有嗳气、反酸、食欲缺乏，劳累后加重。体格检查：上腹部剑突下压痛 (+)，贫血，消瘦。初步诊断为"消化性溃疡"。

问题：1. 消化性溃疡的发生与哪些因素有关？

2. 生活中我们应该注意什么？

胃能暂时储存食物，并初步消化食物。食物在胃内受到胃壁肌肉运动引起的机械性消化和胃液的化学性消化后，形成食糜，然后逐步推送入十二指肠。

（一）胃液及其作用

胃液是由胃腺分泌的无色酸性液体，pH 为 0.9～1.5。正常成人每日分泌量为 1.5～2.5L，主要成分有盐酸、胃蛋白酶原、内因子和黏液（表 6-1）。

考点：胃液的主要成分及生理作用

1. 盐酸 又称胃酸，由胃腺的壁细胞分泌。若盐酸分泌过少，可引起腹胀、腹泻等消化不良症状；分泌过多则会对胃和十二指肠黏膜有侵蚀作用而引起消化性溃疡。

盐酸的生理作用：①激活胃蛋白酶原成胃蛋白酶，并为其提供适宜的 pH 环境（最适 pH 为 2～3）。②使食物中的蛋白质变性，易于消化。③杀灭进入胃内的细菌。④盐酸进入小肠内可促进胰液、胆汁和小肠液的分泌。⑤盐酸所造成的酸性环境有利于小肠吸收铁和钙。

2. 胃蛋白酶原 由胃腺的主细胞分泌。胃蛋白酶原可被盐酸和胃蛋白酶激活。胃蛋白酶的作用是分解蛋白质成䏡、胨和少量的多肽及氨基酸。

3. 内因子 由胃腺的壁细胞分泌。内因子的作用是与食物中的维生素 B_{12} 结合形成不被小肠内消化酶破坏的复合物，并且促进回肠黏膜对维生素 B_{12} 的吸收。

4. 黏液 由胃黏膜表面的上皮细胞和胃腺的黏液细胞分泌。分泌后形成一层凝胶状的保护层覆盖在胃黏膜表面。

黏液可与胃黏膜分泌的 HCO_3^- 结合在一起形成黏液 - 碳酸氢盐屏障，防止盐酸和胃蛋白酶对胃黏膜的侵蚀。同时与胃黏膜上皮细胞共同形成胃黏膜屏障，防止胃腔内的 H^+ 侵入胃黏膜，并抵御各种外来侵袭对胃黏膜的损害。许多因素如乙醇、胆盐、阿司匹林类药物以及幽门螺杆菌感染等，均可破坏或削弱胃黏膜的屏障作用，造成胃黏膜损伤，引起胃炎或消化性溃疡。

表 6-1 胃液的主要成分及作用

成分	主要作用
盐酸	①激活胃蛋白酶原成胃蛋白酶，并提供适宜酸性环境；②使食物中的蛋白质变性，易于消化；③杀灭进入胃内的细菌；④促进胰液、胆汁和小肠液的分泌；⑤有利于小肠吸收铁和钙
胃蛋白酶原	被盐酸激活成胃蛋白酶；水解部分蛋白质成䏡和胨
黏液	在胃黏膜表面形成"黏液 - 碳酸氢盐屏障"，保护胃黏膜；润滑胃内壁
内因子	与维生素 B_{12} 结合，促进回肠对其吸收

链接

幽门螺杆菌可导致消化性溃疡

1982 年，澳大利亚学者巴里·马歇尔和罗宾·沃伦发现了幽门螺杆菌，并证明该细菌感染胃部会导致胃炎、胃溃疡和十二指肠溃疡。这一研究成果打破了当时流行的医学教条，最终于 20 多年后帮助两位科学家赢取了 2005 年诺贝尔医学奖。大量研究表明，超过 90 % 的十二指肠溃疡和 80 % 左右的胃溃疡，都是由幽门螺杆菌感染所致。目前，消化科医生已经可以通过内镜检查和呼气试验等诊断幽门螺杆菌感染。抗生素的治疗方法已被证明能够根治胃溃疡等疾病。马歇尔和沃伦的发现，革命性地改变了世人对胃病的认识，大幅度提高了胃溃疡等患者获得彻底治愈的机会，为改善人类生活质量做出了贡献。

（二）胃的运动

考点：胃运动的形式及其作用

1. 胃的运动形式

（1）紧张性收缩：是指胃壁平滑肌经常处于一种缓慢、微弱而持续的收缩状态。紧张性收缩有助于保持胃的正常形态和位置，维持胃内压，是其他运动形式产生的基础。

（2）容受性舒张：是胃特有的运动形式。由进食时食物刺激口腔、咽、食管等处的感受器后，通过迷走神经反射性引起胃底和胃体平滑肌的舒张，称为容受性舒张。其作用是容纳和储存食物。

（3）蠕动：食物进入胃约 5 分钟即开始蠕动，蠕动从胃体的中部开始，有节律地向幽门方向推进。蠕动波的频率约每分钟 3 次，约 1 分钟到达幽门，所以通常是一波未平，一波又起。蠕动的作用：①搅拌和磨碎食物，使胃液与食物充分混合，利于化学性消化。②推动胃内容物通过幽门进入十二指肠（图 6-1）。

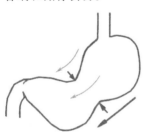
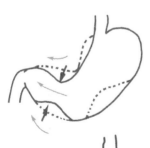
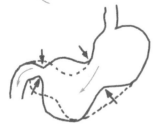

图 6-1　胃的蠕动

2. 胃排空　食糜由胃排入十二指肠的过程称为胃的排空。食物进入胃后 5 分钟即开始排空。胃排空的速度与食物的性状有关。流体食物比固体食物排空速度快；颗粒小的食物比大块食物的排空速度快；等渗溶液比非等渗溶液排空速度快。三种主要营养物质中，糖类排空最快，蛋白质其次，脂肪最慢。混合性食物完全排空通常需要 4 ～ 6 小时。

胃排空的动力是胃与十二指肠之间的压力差。当大量食物进入胃内后，通过神经反射，胃的紧张性收缩和蠕动增强，胃内压升高至大于十二指肠内压时，幽门舒张，于是胃内的 1 ～ 2ml 食糜被排入十二指肠。进入十二指肠的食糜刺激十二指肠壁中的机械感受器和化学感受器，反射性地抑制胃的运动和排空，使胃的排空暂停。随着酸性食糜在十二指肠内被中和，并且消化和吸收，抑制作用消失，胃的运动又逐渐增强，再次出现胃排空。如此反复，直至胃内食糜完全排空。所以胃排空是间断性的，有利于食糜在十二指肠内的充分消化和吸收。

3. 呕吐　呕吐是一种具有保护意义的防御反射，其中枢位于延髓，是将胃及上段小肠内容物从口腔强力驱出体外的过程。呕吐前，常出现恶心、流涎、心跳加快和呼吸急促等症状。各种机械或化学刺激作用于舌根、咽、胃、小肠、大肠、胆总管等处的感受器，均可反射性引起呕吐。视觉或内耳前庭器官受到某些刺激，也可引起呕吐。颅内压力增高时，还可直接刺激中枢引起喷射性呕吐。

三、小肠内消化

案例 6-2

患者男性，42 岁。饱餐、饮酒后约 3 小时突发上腹疼痛，阵发性加重，向后腰背放射，取前倾位可缓解疼痛；伴有恶心、呕吐，吐出物含有胆汁。查体：体温 38.5℃，轻度黄疸，上腹部有压痛和反跳痛，肠鸣音减少。实验室检查：血中性粒细胞 95%；尿淀粉酶 320U/L；血清淀粉酶＞500U（Somogyi 法）；超声检查：胰腺中度肿大。诊断：急性胰腺炎。

问题：1. 胰液中的蛋白酶均以酶原形式储存和分泌，有何意义？

　　　2. 胰腺炎时什么消化液分泌减少，对哪些食物的消化有影响？

小肠内消化是消化过程中最重要的阶段。在小肠内，食物在胰液、胆汁和小肠液的作用下及小肠壁平滑肌的运动下完成化学性消化和机械性消化。

（一）小肠内的消化液及其作用

1. 胰液及其作用　胰液是无色、无味的碱性液体，pH 约为 8.0，正常成人每日分泌量为 1～2L，胰液中含有无机物和有机物，其中无机物主要的成分是碳酸氢盐，有机物主要是蛋白质，由多种消化酶组成（表 6-2）。

考点：胰液的成分及作用

表 6-2　胰液的主要成分及作用

主要成分	主要作用
碳酸氢盐	中和进入十二指肠的胃酸，保护肠黏膜；提供消化酶适宜的碱性环境
胰淀粉酶	分解淀粉成麦芽糖
胰脂肪酶	分解脂肪成一酰甘油、甘油和脂肪酸
胰蛋白酶原	被激活成胰蛋白酶、糜蛋白酶，共同作用分解蛋白质成多肽和氨基酸
糜蛋白酶原	

（1）碳酸氢盐：其作用是中和进入十二指肠的胃酸，保护肠黏膜免受强酸侵蚀，并为小肠内各种消化酶提供适宜的 pH 环境（pH 为 7～8）。

（2）消化酶：①胰淀粉酶：分解淀粉成麦芽糖及葡萄糖。②胰脂肪酶：分解脂肪（三酰甘油）成一酰甘油、甘油和脂肪酸。③胰蛋白酶原和糜蛋白酶原：胰蛋白酶原被小肠液的肠致活酶、盐酸、胰蛋白酶本身等激活成有活性的胰蛋白酶，胰蛋白酶又可激活糜蛋白酶原为糜蛋白酶。这两种酶的作用极相似，都能分解蛋白质成𰯿和胨。当它们共同作用于蛋白质时，可将蛋白质分解成多肽和氨基酸。

由于胰液含有水解三大营养物质的消化酶，所以它是最全面、最重要的一种消化液。

2. 胆汁及其作用　正常成人每日分泌的胆汁为 800～1000ml。胆囊能储存 40～70ml 胆汁。肝细胞分泌的胆汁呈金黄色，弱碱性（pH 为 7.8～8.6），而经胆囊浓缩后的胆汁颜

考点：胆汁的成分及作用

护考链接

急性胰腺炎患者禁食的目的是
（　　）

A. 控制饮食

B. 避免胃扩张

C. 减少胃液分泌

D. 减少胰液分泌

E. 解除胰管痉挛

分析： 胰腺炎时，由于胰腺组织的水肿、充血、变性、坏死以及代谢产物刺激，常使胰管痉挛，胰液外流不畅，胰管压力增高。这时若进食，必然使胰液分泌量增多，胰管压力进一步增高，使胰腺损伤加重，病情恶化。答案选D。

色变深，呈弱酸性（pH 为 7.0～7.4）。

胆汁的成分复杂，除水外，还有胆盐、胆固醇、胆色素、卵磷脂及多种无机盐。但胆汁中不含消化酶，其参与消化、吸收的主要成分是胆盐。

胆汁对脂肪的消化和吸收具有重要的意义。

（1）乳化脂肪：胆盐、胆固醇和卵磷脂可减低脂肪的表面张力，使脂肪乳化成许多微滴，从而增加胰脂肪酶的作用面积。

（2）促进脂肪消化产物的吸收：胆盐在一定浓度时可形成微胶粒，能与脂肪酸、一酰甘油等结合成为水溶性复合物，运载其到达肠黏膜表面，促进脂肪消化产物的吸收。

（3）促进脂溶性维生素的吸收：胆盐同时也能促进脂溶性维生素（A、D、E、K）的吸收。

链接

胆结石形成的原因

胆结石主要分胆固醇、胆色素两种类型。形成原因主要有如下几种：①饮食不洁：如食物中有蛔虫残体。②喜欢吃甜食：食用糖分过多，会改变胆汁的成分，使胆固醇积累过多形成结石。③节食、减肥：空腹会造成胆汁的分泌减少，但其中胆固醇的含量不变，易沉淀形成胆固醇结石。④肥胖、不运动：平时爱吃高脂肪、高胆固醇、高糖类的饮品和零食的人，如果不多运动，就会发胖且易形成结石。⑤不良饮食结构：摄入脂肪类食物过多，其中胆固醇和胆红素的含量就会增加，脂肪代谢产生紊乱，胆汁浓缩，胆红素和胆固醇就容易沉淀形成结石。⑥长期的情绪不佳。

3. 小肠液及其作用　小肠液是一种弱碱性液体，pH 为 7.6。正常成人每日分泌量为 1～3L，主要成分有无机盐、黏蛋白和肠致活酶等。小肠液的主要作用：①肠致活酶能将胰蛋白酶原激活为胰蛋白酶，有利于蛋白质的消化。②保护肠黏膜不受胃酸的侵蚀。③大量的小肠液可稀释消化产物，使其渗透压降低，有利于营养物质的吸收。

（二）小肠的运动

1. 紧张性收缩　小肠平滑肌的紧张性收缩可保持肠管的一定形态和肠腔内压力，也是其他运动形式能有效进行的基础。当小肠的紧张性降低时，肠腔容易扩张使肠内容物的混合和推进速度减慢。反之，则加快。

考点：分节运动概念及其作用

2. 分节运动　是一种以小肠壁环行肌为主的节律性收缩和舒张运动。在食糜所在的一段肠管上，肠壁环行肌在许多点同时收缩，把食糜分成许多节段。随后，原来收缩处舒张，而原来舒张处收缩，使每个节段内的食糜又分成两半，相邻两半合拢形成一个新的节段（图6-2）。如此反复进行，食糜与小肠内的消化液就能充分混合而有利于化学消化，并且使食糜与小肠壁紧密接触，有利于吸收。

3. 蠕动 小肠的任何部位都可发生蠕动。其主要作用是使经过分节运动作用的食糜向前推进，到达新的肠段，再开始新的分节运动。此外，吞咽动作或食糜进入十二指肠还可引起小肠产生一种速度快（2～25cm/s）、传播距离较远的蠕动，称蠕动冲。它可把食糜从小肠始端一直推送到小肠末端，甚至可到达大肠。

肠蠕动时，推动肠内容物（包括水和气体）而产生的声音，称为肠鸣音。当肠蠕动亢进时，肠鸣音增强；当肠麻痹时肠鸣音则减弱或消失。所以临床上可根据肠鸣音的强弱来判断肠管的活动情况。

口腔、胃、小肠消化的比较，见表6-3。

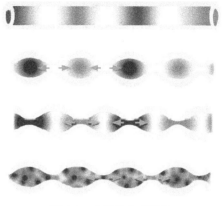

图 6-2　小肠的分节运动

表 6-3　口腔、胃、小肠消化的比较

部位	运动形式 （机械性消化）	消化液	消化酶的作用和食物的分解 （化学性消化）
口腔	咀嚼 吞咽	唾液	部分淀粉 —唾液淀粉酶→ 麦芽糖
胃	紧张性收缩 容受性舒张 蠕动	胃液	部分蛋白质 —胃蛋白酶→ 䏡、胨、少量多肽与氨基酸
小肠	紧张性收缩 分节运动 蠕动	胰液 胆汁 小肠液	淀粉 —胰淀粉酶→ 麦芽糖（二糖）—二糖酶→ 葡萄糖（单糖） 脂肪 —胆盐→ 脂肪微滴 —胰脂肪酶→ 甘油、脂肪酸、甘油一酯 蛋白质 —胰蛋白酶/糜蛋白酶→ 䏡、胨、多肽 —多肽酶→ 氨基酸

四、大肠的功能

大肠内没有重要的消化功能。大肠的主要功能是吸收无机盐和水分，储存食物残渣，形成并排出粪便。

（一）大肠液的分泌和细菌的活动

大肠液是受食物残渣对肠壁的机械刺激而分泌的，主要成分为黏液和碳酸氢盐，pH 为 8.3～8.4。大肠液中的黏液，能保护肠黏膜和润滑粪便。

大肠内有很多细菌，主要来自食物和空气。粪便中死的和活的细菌占粪便固体重量的 20%～30%。由于大肠内的 pH 和温度很适宜这些细菌的生长，所以细菌在此大量繁殖。大肠内细菌产生的酶能分解人类不能消化的植物纤维和食物残渣。经细菌分解后，有些成分如蛋白质的腐败产物氨、硫化氢、组胺、吲哚等是有毒的，正常时可通过肝脏解毒或由大肠将它们排出体外。大肠内细菌也可合成 B 族维生素和维生素 K，被人体吸收利用。

（二）大肠的运动和排便

大肠的运动少而慢，对刺激的反应较迟缓，这些特点有利于粪便在大肠内暂时储存。

1. 大肠的运动形式 ①袋状往返运动：是空腹时最多见的一种运动形式，它可使结肠袋中的内容物向两个方向做短距离的位移，但并不向前推进。②多袋推进运动：进食后一个结肠袋或一段结肠收缩，将内容物推移到下一段结肠的运动。③蠕动：是由一些稳定向前的收缩波所组成。此外，大肠还有一种行进很快、前进很远的蠕动，称为集团蠕动。集团蠕动常见于进食后，通常从横结肠开始，可将一部分大肠内容物推送至降结肠或乙状结肠。

2. 排便 食物残渣停留在大肠内的时间一般在 10 小时以上。食物残渣中的一部分水分被大肠黏膜吸收，同时，经过大肠内细菌的发酵和腐败作用，形成粪便。粪便中除了食物残渣外，还包括脱落的肠上皮细胞和大量的细菌以及机体代谢后的废物。

当肠蠕动将粪便推入直肠时，刺激直肠壁内的感受器，冲动沿盆神经和腹下神经传入脊髓腰骶段的初级排便中枢，同时上传到大脑皮质，引起便意和排便反射。当环境条件允许时，传出冲动沿盆神经下传，使降结肠、乙状结肠和直肠收缩，肛门内括约肌舒张；同时阴部神经冲动减少，肛门外括约肌舒张，将粪便排出体外。在排便时，腹肌和膈肌收缩，使腹内压增加，促进粪便的排出（图 6-3）。

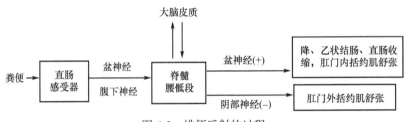

图 6-3 排便反射的过程

排便反射受大脑皮质控制，人可以有意识地加强或抑制排便。但如果经常抑制便意，则会减弱直肠对粪便压力刺激的敏感性，使粪便在大肠内停留时间过长，水分吸收过多变得干硬而发生便秘。昏迷或脊髓高位损伤时，初级中枢失去了大脑皮质的意识控制，可发生排便失禁。

护考链接

对于腹泻病人的饮食指导以下哪项不合理（ ）

A. 摄取营养丰富、低脂肪、易消化的少纤维食物

B. 适当补充水分和食盐

C. 根据病情采取禁食

D. 多吃韭菜、芹菜等粗纤维食物

E. 避免刺激性强的调味剂

分析：腹泻病人不宜多吃刺激性的食物、粗纤维含量较高的蔬菜如芹菜、黄豆芽等，因为它们会加重肠蠕动，更易腹泻。答案选 D。

第 2 节 吸 收

吸收是指食物中不需要消化的无机盐、维生素、水及经消化后的小分子物质，透过消化道黏膜进入血液和淋巴的过程。

一、吸收的部位

消化管不同部位的吸收能力与各部分消化管的组织结构，以及食物在各部位被消化的程度和停留时间有关。在口腔和食管内，除硝酸甘油和乙醇外，食物实际上是不被吸收的。在胃内，食物的吸收也很少，胃可吸收乙醇和少量水分及某些药物如阿司匹林。小肠是吸收的主要部位，糖类、蛋白质和脂肪的消化产物大部分是在十二指肠和空肠吸收的，而回肠只吸收胆盐和维生素 B_{12}（图 6-4）。

小肠是吸收的主要部位是因为：①小肠吸收面积大。成人小肠长 $4 \sim 5m$，小肠黏膜有环形皱褶、绒毛、微绒毛等结构，其吸收面积可达 $200m^2$。②小肠绒毛内有丰富的毛细血管和毛细淋巴管、平滑肌等，绒毛节律性伸缩和摆动，加速绒毛内血液和淋巴液的流动，有助于吸收。③食物在小肠内停留的时间较长（$3 \sim 8$ 小时）。④食物在小肠内已被消化成易于吸收的小分子物质。

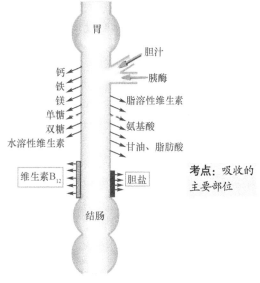

考点：吸收的主要部位

图 6-4　各种主要营养物质在小肠的吸收部位

二、主要营养物质的吸收

（一）糖、蛋白质和脂肪的吸收

1. 糖的吸收　食物中的糖类主要是淀粉，被分解为单糖（葡萄糖、半乳糖、果糖）后通过肠黏膜上皮细胞的钠泵供能，经继发性主动转运从毛细血管进入血液。

2. 蛋白质的吸收　蛋白质吸收的主要形式是氨基酸。氨基酸的吸收与单糖相似，即通过继发性主动转运吸收入血液。

3. 脂肪的吸收　在小肠内，脂肪的消化产物脂肪酸、一酰甘油、胆固醇等很快与胆盐形成水溶性混合微胶粒。微胶粒至肠上皮细胞表面，各成分分别进入肠上皮细胞，中、短链脂肪酸和一酰甘油因可溶于水，直接进入血液；而长链脂肪酸、甘油及一酰甘油则在肠上皮细胞内被重新合成脂肪，并与细胞中载脂蛋白结合成乳糜微粒。乳糜微粒以出胞方式进入组织间隙，再进入淋巴液。由于人类膳食中的动、植物油以长链脂肪酸较多，所以脂肪的吸收途径以进入淋巴为主。

考点：糖、蛋白质、脂肪的主要吸收形式

三大营养物质的吸收形式、机制和途径的比较，见表 6-4。

表 6-4　糖、蛋白质和脂肪吸收的比较

	糖类	蛋白质	脂类
形式	单糖（主要葡萄糖）	氨基酸	脂肪酸、一酰甘油、胆固醇
主要机制	主动转运	主动转运	出胞
主要途径	血液	血液	淋巴

（二）水、无机盐和维生素的吸收

水以渗透方式被小肠直接吸收入血液。单价碱性盐类的吸收很快，如钠、钾、铵盐；多价碱性盐类则吸收很慢。铁、钙主要在小肠上部的酸性环境下被吸收。维生素 C 能将高价铁还原为亚铁促进铁的吸收，维生素 D 能促进小肠对钙的吸收。水溶性维生素一般以扩散方式在小肠上段被吸收，脂溶性维生素（A、D、K、E）被胆盐乳化后吸收。

护考链接

消化吸收不良的患者应给予什么食物（　　）

A. 低脂肪食物　　　　B. 少渣食物　　　　C. 要素食物

D. 低盐食物　　　　E. 低蛋白食物

分析： 要素食物是一种化学精制食物，含有全部人体所需的易于消化吸收的营养成分，它的主要特点是无需经过消化过程即可直接被肠道吸收和利用，为人体提供热能及营养。适用于消化吸收不良的患者。答案选 C。

第 3 节　消化器官活动的调节

消化器官的功能活动在神经和体液因素的调节下与机体功能活动的需要相统一（图 6-5）。

一、神 经 调 节

考点： 副交感神经和交感神经兴奋时对胃肠道的调节作用

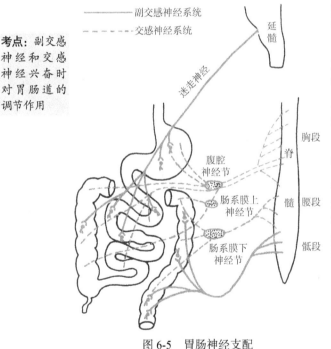

图 6-5　胃肠神经支配

（一）消化器官的神经支配

除口腔、咽、食管上段及肛门外括约肌为骨骼肌，受躯体神经支配外，其余大部分消化器官受交感和副交感神经的双重支配。此外，从食管中段至肛门的消化道壁内还存在壁内神经丛。

交感神经兴奋时，引起消化道运动减弱，消化液分泌减少。而副交感神经兴奋时，除少数纤维外，大多数节后纤维对胃肠运动各分泌起兴奋作用。壁内神经丛组成胃肠的局部反射系统。

（二）消化器官活动的反射性调节

消化器官的反射性调节包括非条件反射和条件反射，其中枢在延髓、下丘脑、边缘叶及大脑皮质等处。如在进食时，食物直接刺激口腔时，通过非条件反射引起唾液、胃液、胰液、胆汁的分泌增加和胃肠运动加强。

而人在进食前或进食时，食物的形状、颜色、气味以及环境，甚至语言、文字等，均可反射性地引起胃肠运动和消化液分泌活动的变化，即为条件反射。

二、体 液 调 节

消化道不仅是个消化器官，也是目前体内最大的内分泌器官。胃肠黏膜内有多种内分泌细胞，他们能分泌胃肠激素。胃肠激素的生理作用广泛，主要表现：①调节消化腺的分泌和消化道的运动；②营养作用，即刺激消化道组织的代谢和促进组织生长；③调节其他激素的释放。最主要的四种胃肠激素的生理作用见表6-5。

表 6-5 四种胃肠激素的主要生理作用

激素名称	主要生理作用
促胃液素	促进胃酸和胃蛋白酶分泌，促进胃肠运动和胃肠上皮生长
缩胆囊素	促进胰酶分泌和胆囊收缩，胆汁排放，抑制胃排空，促进胰腺外分泌部的生长
促胰液素	促进胰液及胆汁的分泌，抑制胃分泌和运动
抑胃肽	刺激胰岛素分泌，抑制胃的运动和分泌

考点：四种主要胃肠激素及其作用

小结

消化系统的功能是消化和吸收。机械性消化的主要方式有咀嚼、蠕动、分节运动，可将食物磨碎并与消化液充分混合，利于消化酶发挥其分解作用。蠕动是消化管的共有运动形式。容受性舒张是胃的特有运动形式，使胃具有容纳食物的功能。分节运动是小肠的特有运动形式，具有促进消化和吸收的功能。主要的消化液有胃液、胰液、胆汁。胰液富含三种消化酶，与胆汁共同作用，可将食物大分子分解成可吸收的小分子。小肠的结构及其消化特点决定了小肠是吸收的主要部位。副交感神经兴奋，消化功能增强，交感神经兴奋，消化功能减弱。胃肠激素主要有胃泌素、缩胆囊素、促胰液素、抑胃肽，主要调节消化管的运动和消化腺的分泌。

 自 测 题

一、名词解释

1. 消化　2. 吸收　3. 蠕动　4. 分节运动

二、填空题

1. 机械性消化是通过_____活动完成，化学性消化是由_____完成。

2. 胃的运动形式包括_____、_____、_____，其中对食物的排空有作用的是_____。

3. 三种主要食物中_____排空最快，_____次之，_____排空最慢。混合性食物的排空时间是_____。

4. 能激活糜蛋白酶原的是_____。

5. 小肠内的消化液有_____，_____，_____。

6. 糖类吸收的形式主要是_____，蛋白质吸收的形式主要是_____。

7. 副交感神经兴奋时，表现为胃肠道活动_____，括约肌_____，消化腺分泌_____。

三、选择题

1. 下列胃液中有可激活胃蛋白酶原、促进铁和钙吸收的成分是（　　）
   A. 黏液　　　　　　　　B. HCl
   C. 内因子　　　　　　　D. H_2CO_3
   E. 维生素 B_{12}

2. 胃黏膜处于高酸和胃蛋白酶的环境中，却并不被消化，是由于存在着自我保护机制，称为（　　）
   A. 黏液屏障　　　　　　B. 碳酸氢盐屏障
   C. 黏液 - 碳酸氢盐屏障　D. 黏液细胞保护
   E. 黏液凝胶层保护

3. 胃大部分切除的患者出现严重贫血，表现为外周血巨幼红细胞增多，其主要原因是下列哪项减少（　　）

A. HCl
B. 内因子

C. 黏液
D. HCO_3^-

E. 胃蛋白酶原

4. 下面不含消化酶的消化液是（　　）

A. 唾液
B. 胃液

C. 胆汁
D. 胰液

E. 小肠液

5. 能激活胰液中胰蛋白酶原的是（　　）

A. 脂肪酸
B. 胆盐

C. 蛋白水解产物
D. 肠致活酶

E. 糜蛋白酶

6. 胃特有的运动形式是（　　）

A. 蠕动
B. 紧张性收缩

C. 分节运动
D. 容受性舒张

E. 袋状往返运动

7. 小肠特有的运动形式是（　　）

A. 蠕动
B. 紧张性收缩

C. 分节运动
D. 容受性舒张

E. 袋状往返运动

8. 主要吸收胆盐和维生素 B_{12} 的部位是（　　）

A. 胃
B. 十二指肠

C. 空肠
D. 回肠

E. 结肠

9. 排便反射的初级中枢位于（　　）

A. 脊髓腰骶段
B. 延髓

C. 下丘脑
D. 大脑皮质

E. 中脑

四、解答题

1. 简述胃液的成分和胃酸的作用。

2. 最重要的消化液是什么？简述其成分及其作用。

3. 为什么说营养物质的吸收主要发生在小肠？

（邵晋萍）

第7章 能量代谢和体温

第1节 能 量 代 谢

新陈代谢是生命的基本特征之一。新陈代谢包括合成代谢和分解代谢两个方面，物质在合成与分解过程中都必然伴有能量的转化。生理学中通常将生物体内物质代谢过程中伴随发生的能量的释放、转移、储存和利用称能量代谢。

一、机体能量的来源与利用

（一）能量的来源

机体的能量主要来自于糖、脂肪和蛋白质三大营养物质的分解。当这些化学物质氧化分解时，生成 CO_2 和 H_2O，同时将储存的能量释放出来。机体所需能量的 50% ～ 70% 来自糖，30% ～ 50% 来自脂肪，蛋白质只有在长期饥饿或极度消耗等特殊情况下，才被分解供能来维持必需的生理活动。

（二）能量的转移、贮存和利用

糖、脂肪、蛋白质在体内氧化过程中释放的能量，50% 以上转化为热能，主要用于维持体温，其余部分是以化学能的形式储存于三磷腺苷（ATP）的高能磷酸键中。ATP 广泛存在于人体的一切细胞内，既是机体的重要贮能物质，又是直接的供能物质。在机体进行供能活动时，ATP 分解释放能量，供机体完成各种生理功能，如合成代谢、神经传导、肌肉的收缩及细胞内外各种物质的主动转运等（图 7-1）。

（三）能量代谢的表示方法

根据能量守恒定律，体内食物氧化所释放的能量最终都将转化成热能并散发出体外。故测定机体一定时间内所散发的总热量，即可测出机体在一定时间内所消耗的能量。机体在单位时间内的产热量称为能量代谢率，

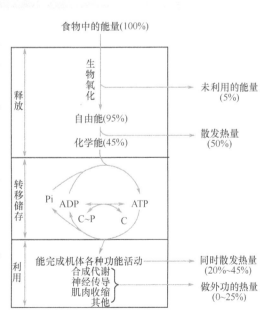

图 7-1　体内能量的释放、转移、储存和利用
C. 肌酸；Pi. 无机磷酸；C-P. 磷酸肌酸

通常以单位时间内每平方米体表面积的产热量为单位，用 kJ/(m²·h) 或 kJ/(m²·min) 表示。

二、影响能量代谢的因素

考点：影响能量代谢的因素

（一）肌肉活动

肌肉活动对能量代谢的影响最为显著，机体任何轻微的运动即可提高代谢率。机体耗氧量和产热量与肌肉活动强度呈正相关。从表 7-1 可以看出剧烈运动或强劳动时，机体产热量可达安静时的 10 ~ 20 倍。

表 7-1　机体不同状态下的能量代谢率【 kJ/(m²·min) 】

机体活动形式	静卧	开会	擦玻璃	洗衣服	扫地	打排球	打篮球	踢足球
平均产热量	2.73	3.40	8.30	9.89	11.37	17.50	24.22	24.98

（二）精神活动

人在平静思考问题时，对能量代谢影响不大。但当人处于精神紧张状态，如烦恼、恐惧或情绪激动时，能量代谢率明显增高。这是由于机体随之出现的无意识的肌紧张以及交感神经兴奋，甲状腺激素、肾上腺素增多等刺激代谢活动有关。

（三）环境温度

人体在安静状态下，环境温度在 20 ~ 30℃ 范围内，其能量代谢最为稳定。环境温度低于 20℃ 时，由于寒冷刺激反射性地引起寒战以及肌肉紧张度的增强，使能量代谢率升高；环境温度超过 30℃ 时，体内生化反应速度加快，呼吸、循环功能增强，也可使能量代谢率增加。

（四）食物的特殊动力效应

人在进食后的 1 ~ 8 小时，即使在安静状态下，机体的产热量也会增加。这种因食物引起机体额外产生热量的现象称为食物的特殊动力效应。在 3 种主要营养物质中，进食蛋白质增加的产热量约为 30%，糖和脂肪分别为 4% 和 6% 左右，混合性食物约为 10%。在寒冷季节可适当多食高蛋白物质以提高机体的御寒能力。

影响能量代谢的因素比较见表 7-2。

表 7-2　影响能量代谢的因素

影响因素		能量代谢	特点及机制
肌肉活动		增高	影响最显著；劳动、运动时，肌肉活动增强，产热量增多
精神活动		增高	肌紧张性增强、交感神经兴奋及甲状腺激素分泌增多，产热量增多
环境温度	低于 20℃	增高	寒冷刺激肌肉紧张、寒战，产热量增多
	20 ~ 30℃	稳定	能量代谢稳定，产热与散热容易达到平衡
	高于 30℃	增高	化学反应加速，汗腺分泌、循环及呼吸活动增强
食物的特殊动力效应		增高	蛋白质最强，机制不明

三、基础代谢

（一）基础代谢率

基础代谢是指基础状态下的能量代谢。基础代谢率（BMR）则是指单位时间内的基础代谢。基础状态是指人体处在清晨、清醒、静卧、空腹（禁食12小时以上），室温20～25℃及精神安宁的状态。基础状态下的能量消耗主要用以维持血液循环、呼吸等基本生命活动。因此，基础代谢率比一般休息时的代谢率低，但并不是最低，因为熟睡时的代谢率更低。

（二）基础代谢率的正常值和临床意义

在生理状态下基础代谢率随性别、年龄的不同而有差异（表7-3）。在相同条件下，基础代谢率男性略高于女性，儿童高于成人，年龄越大，基础代谢率越低。临床上在评价基础代谢率时，常将实测值和表7-3中的正常平均值进行比较，即采用相对值来表示。

$$基础代谢率相对值 = \frac{实际值 - 正常平均值}{正常平均值} \times 100\%$$

考点：基础代谢率和基础状态的概念及基础代谢率的正常范围

基础代谢率相对值在±10%～±15%以内均属于正常。基础代谢率的测定是甲状腺疾病的辅助诊断方法之一，目前由于甲状腺激素（T_3、T_4）的血清学指标的测定，临床上已较少应用基础代谢率的测定方法。

表7-3 我国正常人基础代谢率的平均值 [kJ/(m²·h)]

年龄（岁）	11～15	16～17	18～19	20～30	31～40	41～50	51以上
男性	195.5	193.4	166.2	157.8	158.6	154.0	149.0
女性	172.5	181.7	154.0	146.5	146.9	142.4	138.6

第2节 体 温

人体的温度分为体表温度和体核温度，体表温度容易随着环境温度的变化而发生变化，因而不稳定且越向肢体远端体表温度越低。通常所说的体温是指机体深部的平均温度，即体核温度。人和高等动物的体温是相对稳定的。体温的相对稳定是机体新陈代谢和生命活动正常进行的必要条件。

案例7-1

患儿女，3岁。发热2天，体温波动在37～39.8℃，伴流涕、打喷嚏、咳嗽，家长自行给予"护彤""板蓝根冲剂"等治疗，暂时退热后复发，故到医院就诊。查体：咽部充血（+++），扁桃体Ⅰ度肿大，体温39.5℃，肺部听诊正常。血常规：白细胞13.3×10⁹/L，诊断：上感。

问题：1. 患儿就诊时体温正常吗？

2. 可使用哪些物理降温方法？其依据是什么？

一、正常体温及其生理波动

（一）正常体温及测量方法

因机体深部温度不易测量，临床上常用直肠、口腔和腋窝等部位的温度来代表体温。

直肠温度的正常值为36.9～37.9℃，测量时温度计应插入直肠6cm以上，才能比较接近深部温度，但测量不方便；口腔温度的正常值为36.7～37.7℃，测量时应将温度计含于舌下。对于不能配合如哭闹的小儿和精神病患者，则不宜测口腔温度；腋窝温度的正常值

考点: 体温概念、正常值及生理变动范围为 36.0 ～ 37.4℃,测量方便、卫生,病人易接受,是临床上最常用的测量部位。测量时需注意尽量使被测者腋窝紧闭而形成人工体腔,测量时间一般需持续 5 ～ 10 分钟,同时应保持腋窝处干燥。

(二)体温的生理性波动

在生理情况下,体温可随昼夜、性别、年龄等因素而有波动,但这种波动幅度一般不超过 1℃。

1. 昼夜变化 体温在昼夜之间有周期性的波动,清晨 2 ～ 6 时体温最低,午后 1 ～ 6 时最高。人体体温的这种昼夜周期性波动称为体温的昼夜节律或日节律。

2. 性别 在相同状态下,成年女性的平均体温比男性高 0.3℃,其基础体温随月经周期而变动(图 7-2)。基础体温是指在基础状态下的体温,通常在早晨起床前测定。在月经周期中,从月经期到排卵期体温较低,排卵日最低,排卵后升高 0.3 ～ 0.6℃,直到下一次月经期前。排卵后体温升高是由于黄体分泌的孕激素所致。故测定女性基础体温有助于了解有无排卵和排卵的日期。

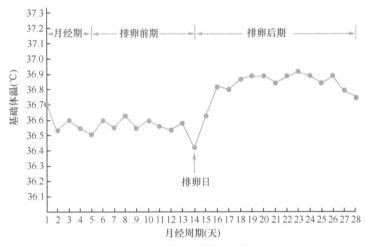

图 7-2 女性基础体温变化

3. 年龄 不同年龄的人,能量代谢水平高低不同,体温也有所差异。儿童和青少年的体温较高,老年人因基础代谢率低体温也偏低。新生儿尤其是早产儿的体温调节中枢发育尚未成熟,调节体温的能力差,体温易受环境因素的影响而变动。

4. 肌肉活动和精神因素 肌肉活动、情绪激动、精神紧张、进食等情况时,机体代谢增强,产热量增加,可使体温升高。故临床上测量体温应在安静状态下进行。

二、机体的产热与散热

考点: 主要的产热和散热器恒温动物之所以能维持体温的相对稳定,是在体温调节机构的控制下,产热和散热两个生理过程取得动态平衡的结果。

(一)产热过程

体内的热量是组织细胞分解代谢时产生的。机体的主要产热器官是内脏和骨骼肌。从表 7-4 中可见,安静时由内脏产生的热量约占总产热量的 56%,尤其是肝脏产热量最高。运动或劳动时,骨骼肌则成为主要的产热器官。由于骨骼肌的总重量约占体重的 40%,具有巨大的产热潜力。机体在寒冷环境中骨骼肌可发生寒战产热，有利于维持机体在寒冷环境中的体热平衡。此外寒冷可以刺激某些激素（如甲状腺激素和肾上腺激素等）的分泌使机体代谢率增强，产热量增多。

表 7-4　几种组织在安静和活动时的产热量百分比

组织器官	重量占体重的 (%)	产热量（占机体总产热量 %）	
		安静状态	运动或劳动
脑	2.5	16	3
内脏	34	56	22
骨骼肌	40	18	73
其他	23.5	10	2

（二）散热过程

人体的主要散热部位是皮肤。大部分的体热通过皮肤散发，一部分热量可通过呼吸、尿和粪而散发。皮肤的散热方式主要有辐射、传导、对流和蒸发 4 种（表 7-5）。

考点： 散热方式及临床应用

表 7-5　皮肤散热方式及实际应用

散热方式		概念	实际应用
辐射		机体的热量以热射线形式的散热	夏天空调降温
传导		体热直接传给同它所接触的较冷物体的散热	冰袋、冰帽给高热病人降温
对流		通过体表周围空气的流动带走热量的散热	夏天风扇降温
蒸发	不感蒸发	指体内水分透过皮肤或呼吸道黏膜表面，在形成明显水滴之前就被汽化的过程	病人补液时，应加上每日蒸发的液体量
	发汗	指汗腺主动分泌汗液的一种反射性过程，即可感蒸发	酒精擦浴降温

1. 辐射散热　机体的热量以热射线的形式传给外界较冷物质的一种散热形式，是人体安静状态下的主要散热方式。当环境温度高于皮肤温度时，人体不仅不能散热，反而会吸收周围的热量。人体有效辐射面积越大或温度差越大，辐射散热量就越多。

2. 传导散热　是指体热直接传给同它所接触的较冷物体的一种散热方式。传导散热的多少与接触物的导热性有关。水的导热性能较好，因此临床上可利用冰袋、冰帽等给高热病人降温。棉、毛织物是热的不良导体，隔热保温性比较好。

3. 对流散热　是指通过体表周围空气的流动带走热量的一种散热方式。衣服覆盖皮肤表面，棉毛纤维间的空气不易流动，使得对流难以实现从而有利于保温。

4. 蒸发散热　当环境温度等于或高于皮肤温度时，蒸发是机体唯一的散热方式。人体蒸发有两种形式：即不感蒸发和发汗。

（1）不感蒸发：是指机体的水分从皮肤和呼吸道黏膜表面不断渗出，在形成明显水滴之前就被汽化的过程。不感蒸发不易被人察觉且与汗腺活动无关，人体即使处在低温中，皮肤和呼吸道也不断有水分渗出而被蒸发。在环境温度低于 30℃ 时，人体通过不感蒸发所丢失的水分相当恒定，24 小时的不感蒸发量一般约 1000ml。婴幼儿不感蒸发的速度比成人大，因此，在缺水时婴幼儿更容易造成严重脱水。

（2）发汗：发汗是指汗腺主动分泌汗液的一种反射性过程，即可感蒸发。人在安静状态下，当环境温度达 30℃ 左右时便开始发汗。如果空气湿度大，而且着衣较多时，气温大于25℃便可引起人体发汗。汗液是一种低渗溶液，水分占99%，NaCl占0.2%～0.3%，还有少量的K^+、尿素、乳酸。当机体大量出汗时，人体在短时间内丧失大量水分和盐，要同时补充水和NaCl，以防水、电解质平衡紊乱。

链接

中　暑

人在高温、高湿、通风差的环境中，辐射、传导、对流和蒸发均难以实现，散热受阻易发生中暑。中暑的主要症状：头痛、晕眩、烦躁不安、脉搏强而有力，呼吸有杂音，体温可能上升至40℃以上，皮肤干燥泛红。中暑后应立即将患者移至阴凉通风处，解开衣服，安静休息；症状较轻者可给予清凉含盐饮料。病情较重者速送往医院处理。

三、体温调节

（一）自主性体温调节

自主性体温调节是在体温调节中枢的控制下，通过增减皮肤的血流量、发汗或寒战等生理调节反应，维持产热和散热过程的动态平衡，使体温保持相对稳定的水平。

1. 温度感受器　根据温度感受器存在的部位可将它们分为外周温度感受器和中枢温度感受器。

（1）外周温度感受器：是存在于皮肤、黏膜和内脏中的对温度变化敏感的游离神经末梢。分为冷感受器和热感受器，分别感受相应部位的冷热变化。

（2）中枢温度感受器：是指存在于中枢神经系统内的对温度变化敏感的神经元。分为热敏神经元和冷敏神经元，分别感受局部组织温度的升高和降低。

2. 体温调节中枢　广泛存在于中枢神经各级部位，其基本中枢在下丘脑。下丘脑的视前区-下丘脑前部（PO/AH）温度敏感神经元，既能感受它局部组织温度变化的刺激，又能对其他途径传入的温度变化信息整合处理，因此，PO/AH现被认为是体温调节中枢整合机构的中心部位。

3. 体温调节过程－调定点学说　调定点学说认为，PO/AH的温度敏感神经元对局部温度的感受有一定的阈值（正常约37℃），此阈值称为体温调节的调定点。调定点的作用相当于恒温箱的调定器，以此为标准调节机体的产热和散热过程，维持体温的恒定。当体温超过37℃时，热敏神经元活动加强，冷敏神经元活动减弱，使机体散热过程加强，产热过程减弱，升高的体温恢复正常；当体温低于37℃时，温度敏感神经元的活动相反，使机体的产热过程加强，散热过程减弱，降低的体温回升至正常。

（二）行为性体温调节

指机体通过一定的行为来保持体温的相对恒定，如人类的生火取暖，衣着增减、空调、暖气等人工御寒防暑措施的采取等均属行为性体温调节。

链接

发热开始时，病人为何出现寒战？

根据调定点学说，机体发热可能是由于细菌毒素等致热原使热敏神经元的兴奋性降低，对温度的感受阈值升高，即调定点上移所致。如果调定点由37℃升至39℃，则体温在39℃

以下时，血液温度低于调定点而使冷敏神经元兴奋，热敏神经元抑制，致使产热增强，散热减少，病人表现恶寒、战栗、无汗等。当体温升高至新的调定点（39℃）时，重新保持产热与散热的动态平衡，使体温维持在39℃左右。阿司匹林等退热药的作用就在于阻断致热原，使调定点恢复正常水平。

小结

　　能量代谢是机体内物质代谢过程中所伴随的能量的释放、转移、储存和利用的过程。机体的能量主要来自于糖、脂肪和蛋白质。影响能量代谢的因素有肌肉收缩、精神活动、环境温度和食物的特殊动力效应。基础状态下的能量代谢称为基础代谢。体温是机体深部的平均温度。正常体温的测量部位和正常值：直肠36.9～37.9℃，口腔36.7～37.7℃，腋窝36.0～37.4℃。主要产热器官：安静时是内脏，劳动或运动时则是骨骼肌。皮肤散热方式有辐射、传导、对流和蒸发。体温调节的基本中枢在下丘脑。通过调控机体的产热和散热，使体温保持相对稳定。

自测题

一、名词解释

1. 能量代谢　2. 基础代谢率　3. 体温

二、填空题

1. 人体主要的供能物质有_____、_____和_____，其中70%来自于_____。直接供能物质是_____。

2. 机体安静时的主要产热器官是_____，运动时的主要产热器官是_____。

3. 人体散热的主要部位是_____，其散热方式有_____、_____、_____和_____。

三、选择题（A型题）

1. 基础代谢率的测定条件（　　）

　　A. 清醒　　　　　　　B. 禁食12小时以上
　　C. 室温在18～25℃　　D. 精神安宁
　　E. 以上都是

2. 衡量能量代谢率的标准为（　　）

　　A. kJ/（m²·h）　　　B. kJ/ 身高
　　C. kJ/ 体重　　　　　D. kJ/h
　　E. kJ/ m²

3. 用冰袋、冰帽给高热病人降温的原因是（　　）

　　A. 增加辐射散热
　　B. 增加传导散热

C. 增加对流散热

D. 增加出汗

E. 增加不感蒸发

4. 当环境温度高于皮肤温度时，皮肤散热的主要方式是（　　）

　　A. 辐射　　　　　　　B. 传导
　　C. 对流　　　　　　　D. 蒸发
　　E. 辐射和对流

5. 临床上对发热患者采用温水或酒精擦浴以增加散热的原理是（　　）

　　A. 辐射　　　　　　　B. 传导
　　C. 对流　　　　　　　D. 辐射和对流
　　E. 蒸发

6. 体温调节中枢位于（　　）

　　A. 脊髓　　　　　　　B. 延髓
　　C. 下丘脑　　　　　　D. 脑干
　　E. 大脑皮质

四、简答题

1. 简述影响能量代谢的因素。

2. 简述体温的测定部位及正常值和生理变异。

（王　芳）

8

第8章　尿的生成和排放

人体在新陈代谢过程中所产生的代谢终产物主要通过人体的净化器官——肾脏，排泄出体外。排泄是新陈代谢的最后一个环节，是指机体将新陈代谢产生的终产物、进入体内的异物和过剩的物质，经过血液循环由相应的排泄器官排出体外的过程。由肾脏排出的代谢产物种类最多（表8-1）、数量最大，肾脏是人体最重要的排泄器官。它通过尿的生成和排放，来维持机体内环境的稳定。粪便中食物残渣因未进入血液循环，故不属于生理排泄物。另外，肾脏还有内分泌的功能，可分泌促红细胞生成素、肾素、$1,25-(OH)_2D_3$、前列腺素等。

表 8-1　人体的主要排泄器官

排泄器官	排泄物
肾	水、无机盐、尿素、尿酸、肌酐、肌酸、药物、色素等
肺	CO_2、水、挥发性物质等
皮肤和汗腺	水、无机盐、尿素、乳酸等
消化道	胆色素、无机盐、毒物、铅、汞等

链接

肾　移　植

肾移植是指将健康者的肾脏移植给肾脏病变并丧失肾脏功能的患者。它是慢性肾功能不全发展至终末期的有效治疗手段。根据肾来源不同分为自体肾移植、同体肾切除移植和异体肾移植。目前，我国已开展器官移植超过10万例，成为仅次于美国的第二大器官移植大国。

第1节　尿的生成过程

案例 8-1

患者，女性，7岁。因眼睑水肿，尿少3天入院。1周前曾发生上呼吸道感染，实验室检查：尿常规，红细胞（++），尿蛋白（++），红细胞管型 0～3个/HP；24小时尿量350ml；尿素氮11.4mmol/l，血肌酐170μmol/l，临床诊断：急性肾小球肾炎。
问题： 根据患儿的病情，解释患儿出现尿少、尿常规中红细胞（++），尿蛋白（++）的原因。

尿液的生成过程是在肾单位和集合管内进行的，包括三个相互联系的环节：肾小球的滤过、肾小管和集合管的重吸收以及肾小管和集合管的分泌（图8-1）。

考点：尿生成的基本步骤

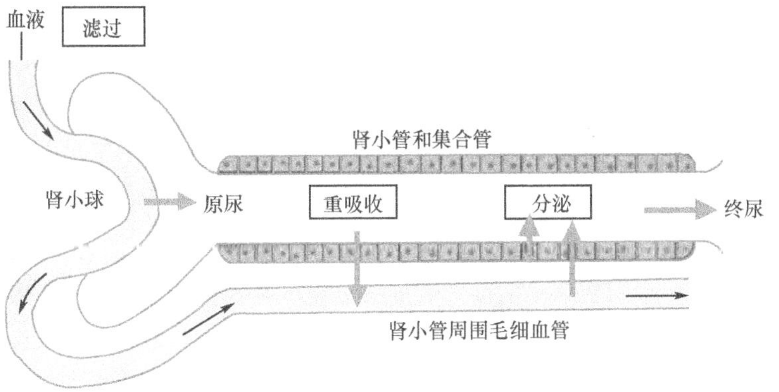

图 8-1 尿的生成过程

一、肾小球的滤过

　　肾小球的滤过是指血液流经肾小球毛细血管时，在有效滤过压的驱动下，血浆中的水和小分子溶质透过滤过膜进入肾小囊腔生成原尿的过程。肾小球的滤过是尿液生成的第一个环节。微穿刺技术证明，原尿中除蛋白质以外，其余成分均与血浆相同（表 8-2）。因此，原尿就是血浆的超滤液。

表 8-2　血浆、原尿、终尿成分比较

成分	血浆 (g/L)	原尿 (g/L)	终尿 (g/L)	重吸收率 (%)
Na^+	3.3	3.3	3.5	99
K^+	0.2	0.2	1.5	94
Cl^-	3.7	3.7	6.0	99
PO_4^{3-}	0.03	0.03	1.2	67
尿素	0.3	0.3	20	45
尿酸	0.02	0.02	0.5	79
肌酐	0.01	0.01	1.5	0
氨	0.001	0.001	0.4	0
葡萄糖	1.0	1.0	0	100
蛋白质	60～80	0.3	0	100
水	900	980	960	99

（一）滤过膜 - 滤过的结构基础

　　1. 滤过膜结构　滤过膜由三层结构组成（图 8-2），内层为肾小球毛细血管内皮细胞，中层为基膜，外层是肾小囊脏层上皮细胞。三层滤过膜上都有网孔，好比筛米的筛子一样，可起滤过作用。滤过膜上有由三层孔样结构构成的机械屏障和由覆盖上面的糖蛋白（带负电荷）构成的电学屏障。

　　2. 滤过膜通透性　滤过膜的通透性取决于被滤过物质相对分子量的大小和所带电荷。分子量大于 69000，有效半径大于 4.2nm 的大分子物质（如血浆蛋白质及血细胞）因机械屏障的阻挡不能通过；有效半径介于 2.0～4.2nm 的物质只能部分滤过，且随着有效半径的增加滤过量逐渐降低；但有效半径 3.6nm 分子量 69000 带负电的血浆白蛋白也不能通过，

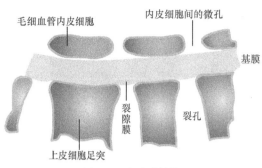

图 8-2　滤过膜结构

因有电学屏障的阻挡；分子量小于 69000，有效半径小于 2.0nm 的物质可以任意滤过，如尿素、Na^+、Cl^-、葡萄糖、水等。

3.滤过膜面积　正常成人两肾约有 200 万个肾单位，滤过的面积约为 1.5m^2，且保持相对稳定。

（二）有效滤过压 - 滤过的动力

肾小球的有效滤过压是肾小球滤过的动力。与组织液生成的原理一致，等于滤过膜两侧促进液体滤过的力量减去阻止液体滤过的力量的差值。促进肾小球滤过的力量有肾小球毛细血管压和原尿中胶体渗透压（因原尿中蛋白质浓度极低，可忽略不计），阻止肾小球滤过的力量是血浆胶体渗透压和肾小囊内压（简称囊内压，即肾小囊腔内的原尿对囊壁产生的压力）。因此，有效滤过压 = 肾小球毛细血管压 -（血浆胶体渗透压＋囊内压）（图 8-3）。

考点：肾小球滤过的动力

肾小球毛细血管血压是有效滤过压中的唯一动力。由于入球小动脉粗而短，出球小动脉细而长，故肾小球毛细血管血压较其他组织的毛细血管血压高，约为 45mmHg，入球端和出球端几乎相等。囊内压为 10mmHg。血浆胶体渗透压在入球端为 25mmHg，由于血液在流经血管球时，血浆中的小分子物质不断滤出，血浆蛋白相对增多，到出球端时血浆胶体渗透压升高到 35mmHg。将上述数据代入公式中可得出：

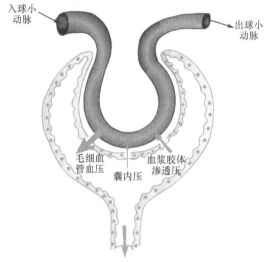

图 8-3　有效滤过压

入球端：有效滤过压 =45-（25+10）=10mmHg

出球端：有效滤过压 =45-（35+10）=0mmHg

由此可见，肾小球毛细血管不同部位的有效滤过压是不同的，肾小球滤过只发生在有效滤过压为 0 之前的那一段毛细血管，从入球端毛细血管开始，至出球端的毛细血管终止。

（三）肾小球滤过率 - 滤过的评价

考点：肾小球滤过率的概念、正常值

肾小球滤过率是指单位时间内（每分钟）两肾生成的原尿量。正常成人安静时约为 125ml/min。照此推算，每昼夜肾小球生成的原尿量为 180L。

（四）影响肾小球滤过的因素

1.有效滤过压　构成肾小球有效滤过压的任何一个因素发生变化时，都可影响肾小球的滤过率。

考点：影响肾小球滤过的因素

（1）肾小球毛细血管血压：安静状态下，血压在 80 ～ 180mmHg 范围内，通过肾血管的自身调节，使肾血流量和肾小球滤过率基本不变。当动脉血压低于 80mmHg 时，超出了肾脏的自身调节范围，肾小球毛细血管血压将下降，有效滤过压也会下降，肾小球滤过率减少。当动脉血压低于 40mmHg 时，肾小球滤过率下降到 0，可导致无尿。

（2）血浆胶体渗透压：正常人血浆胶体渗透压变动范围不大，对肾小球滤过的影响不明显。只有在血浆蛋白减少，如静脉快速输入大量生理盐水，严重的肝、肾疾病等，可使血浆胶体渗透压下降，有效滤过压升高，肾小球滤过率增加，尿量增多。

（3）囊内压：生理状态下囊内压变化不大。当肾盂或输尿管结石、肿瘤压迫等情况而发生尿路梗阻时，可导致囊内压升高，从而使有效滤过压降低，肾小球滤过率减少，尿量减少。

2. 滤过膜的面积和通透性　生理状态下滤过膜的面积和通透性比较稳定。但某些疾病如急性肾小球肾炎时，由于肾小球毛细血管的管腔变得狭窄，使滤过的面积减少，肾小球滤过率降低，可出现少尿甚至无尿。此外，滤过膜上带负电荷的糖蛋白减少或消失，滤过膜的通透性增加，血浆中的蛋白质和红细胞大量滤出，可出现蛋白尿和血尿。

3. 肾血浆流量　其他因素不变时，肾血浆流量与肾小球滤过率呈正比。当肾血浆流量增加时，肾小球毛细血管内血浆胶体渗透压上升的速率减慢，产生滤过作用的肾小球毛细血管长度延长，有效滤过面积增加，肾小球滤过率也随之增加，反之肾小球滤过率也随之减少。

护考链接

产生蛋白尿的原因描述正确的是（　　）

A. 血浆蛋白浓度升高

B. 有效滤过压增大

C. 滤过面积增大

D. 滤过膜通透性增大

E. 肾血浆流量增多

分析：滤过膜的通透性改变时，主要影响肾小球滤过液中的成分，而滤过膜的面积、有效滤过压、肾血浆流量改变时，主要影响肾小球滤过液生成的量。答案选 D。

案例 8-2

患者男性，40 岁。因多食、多饮、尿量增多、消瘦 2 个月就诊。查体：体温 36℃，脉搏 80/min，呼吸 18/min，血压 120/80mmHg。甲状腺 (-)，心肺 (-)，腹平软，肝脾未触及。双下肢无水肿，腱反射正常。实验室检查：Hb 120g/L，WBC $7.6×10^9$/L。PLT $267×10^9$/L；尿常规：尿蛋白 (-)，尿糖 (++)，空腹血糖 10.78mmol/L。初步诊断：糖尿病 2 型。

问题：患者为什么会出现多尿、糖尿的症状？

二、肾小管和集合管的重吸收

原尿进入肾小管后称为小管液。小管液在流经肾小管和集合管时，大部分水分和溶质被上皮细胞重新吸收入血的过程称肾小管和集合管的重吸收。原尿流经肾小管、集合管后形成终尿。原尿与终尿相比，在质和量上都有显著差异（表 8-2）。

（一）重吸收的部位

肾小管和集合管全段均有重吸收的功能，但近端小管重吸收物质的种类最多，数量最大，是各类物质重吸收的主要场所（表 8-3）。这是由于近端小管管腔膜上有大量密集的微绒毛形成的刷状缘，使吸收面积达 50 ～ 60m²；管腔膜对 Na^+、K^+、Cl^- 通透性大；上皮细胞内有大量的线粒体和酶，代谢活跃；管腔膜上的载体数量以及管周膜和基侧膜上钠泵数量多。

考点：重吸收的主要部位

表 8-3 水和各种溶质重吸收的部位和数量

部位	水重吸收的量	各种溶质的重吸收量
近端小管	65～70	全部：氨基酸、葡萄糖 大部分：Na^+、K^+、Cl^-、HCO_3^- 部分：尿素、尿酸、硫酸盐、磷酸盐
髓袢	10	部分：Na^+、Cl^-
远端小管	10	部分：Na^+、Cl^-、HCO_3^-
集合管	10～20	部分：尿素、Na^+、Cl^-

（二）重吸收的特点

1. 选择性 比较原尿和终尿的成分不难看出，各种物质重吸收的比例是不同的。一般来说，对人体有用的物质，如葡萄糖、氨基酸、水、Na^+、Cl^-、HCO_3^-等全部或大部分重吸收；尿素部分重吸收；肌酐则不吸收。这说明肾小管和集合管上皮细胞对物质的重吸收具有一定的选择性。这一特点既保留了对机体有用的物质，又清除了有害物质和代谢废物，维持了内环境稳态，从而起到净化血液的作用。

2. 有限性 当小管液中某种物质的浓度超过了上皮细胞对其重吸收的极限时，终尿中将会出现该物质。这是因为肾小管和集合管的上皮细胞膜上转运该物质的蛋白质数量有限的缘故。

（三）几种重要物质的重吸收

1. Na^+ 和 Cl^- 重吸收 原尿中 99% 的 Na^+ 和 Cl^- 被重吸收，其中 65%～70% 在近端小管被重吸收，其余的分别在肾小管其他各段和集合管重吸收。

Na^+ 以主动重吸收为主，随着 Na^+ 的重吸收，小管内电位降低而上皮细胞内的电位升高，从而造成了小管液和上皮细胞之间的电位差，最终促进了 Cl^- 的被动重吸收。

2. 葡萄糖的重吸收 原尿中的葡萄糖浓度与血糖浓度相等，但是正常人终尿中不含葡萄糖，这说明葡萄糖在流经肾小管时被全部重吸收。实验表明，葡萄糖的重吸收仅限于近端小管，其余各段肾小管没有重吸收葡萄糖的能力。当血糖浓度超过 180mmg/100ml 时，一部分近端小管对葡萄糖的重吸收达到了极限，尿中开始出现葡萄糖，称为糖尿。通常把尿中出现葡萄糖的最低血糖浓度称为肾糖阈。当血糖浓度继续升高时，尿糖浓度也随之升高，当血糖浓度超过 300mmg/100ml，全部肾小管对葡萄糖的重吸收均以达到极限，尿糖的排出率则随血糖浓度的升高而升高。

考点：葡萄糖重吸收的部位、肾糖阈的概念

3. 水的重吸收 原尿中 99% 的水被重新吸收入血，其中约 70% 在近端小管被重吸收，髓袢降支细段和远曲小管吸收 10%，集合管吸收 10%～20%，剩余的不足 1% 随终尿排出体外。水的重吸收均是被动的，通过渗透方式进行。

在近端小管，随着 Na^+、Cl^-、葡萄糖和氨基酸等各种溶质的重吸收，小管液中的水借助渗透压的作用进入上皮细胞。由于此段肾小管对水的重吸收是随溶质的吸收而吸收的，所以近端小管对水的重吸收量不因机体的水状况而发生改变，属于必需重吸收，正常情况下对尿量也没有明显的影响。

远曲小管和集合管对水的重吸收可根据机体对水的需求而受血管升压素（抗利尿激素）的调节，属于调节重吸收。由于水的重吸收率为 99%，终尿量只占原尿量的 1%，故只要水的重吸收减少 1%，尿量将会成倍增加。由此可见，远曲小管和集合管中水的重吸收，对维持血浆晶体渗透压和机体的水平衡都有着十分重要的作用。

（四）影响重吸收的因素

1. 小管液溶质的浓度 小管液中溶质所形成的渗透压是肾小管重吸收水分的阻力。如果小管液中溶质浓度升高，小管液的渗透压也随之升高，肾小管和集合管对水重吸收减少，尿量就会增多。这种由于小管液中溶质浓度增加，渗透压升高，使水的重吸收减少而尿量增多的现象称为渗透性利尿。糖尿病患者由于血糖浓度升高超过了肾糖阈，进入小管液中的葡萄糖不能被近端小管全部重吸收，使小管液的渗透压升高，水的重吸收减少，尿量增多，且有糖尿。临床上常用一些不被肾小管重吸收的药物（如甘露醇）来提高小管液的渗透压使尿量增多，可达到利尿消肿的目的。

考点： 渗透性利尿的概念

护考链接

1. 糖尿病病人多尿的原因是（　　）

A. 抗利尿激素分泌增多　　　　　B. 肾小球血浆流量增多

C. 醛固酮分泌减少　　　　　　　D. 小管液中溶质浓度增多

E. 肾血流量增多

分析： 糖尿病患者的多尿是由于胰岛功能减弱而导致血糖浓度升高，当血糖超过了肾糖阈，进入小管液中的葡萄糖不能被近端小管全部重吸收，从而使小管液的渗透压升高，水的重吸收减少而尿量增加。答案选 D。

2. 静脉注射甘露醇引起尿量增多的原因是（　　）

A. 小管液中的溶质浓度增加　　　B. 血浆晶体渗透压升高

C. 血浆胶体渗透压升高　　　　　D. 抗利尿激素分泌增多

E. 肾血浆流量增加

分析： 甘露醇经肾小球滤过而不能被肾小管重吸收，从而提高了小管液的溶质浓度，使水重吸收减少，尿量增加。答案选 A。

---

2. 球 - 管平衡 指肾小球滤过率无论增多或减少，近端小管的重吸收量始终占滤过量的 65% ～ 70% 的现象。球 - 管平衡的意义在于使尿中的水不会随着肾小球滤过率的变化而出现大幅度的改变，使尿量保持相对稳定。

三、肾小管和集合管的分泌

肾小管和集合管的分泌是指肾小管和集合管的上皮细胞将自身代谢的产物及血液中的某些物质转运至小管腔的过程。肾小管和集合管主要分泌 H^+、NH_3、K^+ 等。

（一）H^+ 的分泌

H^+ 的分泌可以发生在近端小管、远端小管和集合管，但 80% 在近端小管。近端小管分泌 H^+ 主要通过 Na^+-H^+ 交换实现（图 8-4）。由细胞代谢产生或由小管液进入细胞的 CO_2 在碳酸酐酶（CA）的催化下，和 H_2O 结合生成 H_2CO_3，后者解离为 H^+ 和 HCO_3^-，细胞内的 H^+ 和小管液中的 Na^+ 与细胞膜上的转运体结合，H^+ 被分泌到小管液中，而小管液中的 Na^+ 则被重新吸收到细胞中。H^+ 的分泌与 Na^+ 的重吸收呈逆向转运，因此称为 Na^+-H^+ 交换。细胞内生成的 HCO_3^- 扩散至管周组织液，与其中的 Na^+ 生成 $NaHCO_3$ 回到血液中。分泌入小管液中的 H^+ 与其内的 HCO_3^- 生成 H_2CO_3，后者分解的 CO_2 又扩散入细胞，在细胞内再生成 H_2CO_3。如此往复，每分泌 1 个 H^+ 可重吸收 1 个 Na^+ 和 1 个 HCO_3^- 回血。$NaHCO_3$ 是体内

考点： H^+、K^+ 的分泌

重要的碱储备,因此,肾小管和集合管分泌 H^+ 对维持体内的酸碱平衡是非常重要的。

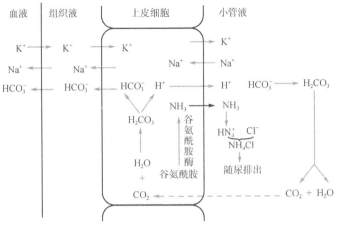

图 8-4　H^+、NH_3 和 K^+ 分泌关系

(二)NH_3 的分泌

NH_3 主要由远曲小管和集合管分泌,它主要来源于谷氨酰胺的脱氨基作用。NH_3 是脂溶性物质,通过小管液上皮细胞向 pH 低的方向自由扩散,即向小管液中扩散(图 8-4)。进入小管液的 NH_3 与 H^+ 结合成 NH_4^+,NH_4^+ 的生成使小管液中的 NH_3 和 H^+ 的浓度降低,从而促进了 H^+ 的分泌。NH_4^+ 是水溶性的,不能通过细胞膜,但可以和 Cl^- 结合生成 NH_4Cl 随尿排出。所以,NH_3 的分泌与 H^+ 的分泌有相互促进的作用,同时也可以促进 $NaHCO_3$ 的重吸收,从而起到了排酸保碱的作用。

(三)K^+ 的分泌

尿液中的 K^+ 主要是由远曲小管和集合管分泌的。K^+ 的分泌与小管液中 Na^+ 重吸收形成 Na^+-K^+ 交换。Na^+ 的主动重吸收在小管内外产生内负外正的电位差;钠泵的活动又使细胞内 K^+ 增多,增加了细胞内和小管液之间的 K^+ 的浓度差;K^+ 顺着电位差和浓度差被动分泌进入小管液,即 Na^+-K^+ 交换。由于 Na^+-K^+ 交换和 Na^+-H^+ 交换都依赖 Na^+,故呈竞争性抑制,即 Na^+-K^+ 交换增强时,Na^+-H^+ 交换减弱;Na^+-K^+ 交换减弱时,Na^+-H^+ 交换增强。因此,当机体酸中毒时,Na^+-H^+ 交换增强而 Na^+-K^+ 交换减弱,K^+ 排出减少而引起高钾血症;反之,则出现低钾血症。

一般来说,尿中 K^+ 的排出量与机体 K^+ 的摄入量是平衡的。体内 K^+ 代谢的特点:多吃多排,少吃少排,不吃也排。不能进食的病人由于尿中仍有 K^+ 排出,可引起血 K^+ 浓度降低;肾功能不全的病人由于排 K^+ 功能障碍,可引起血 K^+ 浓度升高。血 K^+ 过高或过低,都会对人体的功能,尤其是对神经和心脏的兴奋性产生不利的影响。

护考链接

酸中毒时病人会出现(　　)

A.Na^+-H^+ 交换增强伴低血钾　　　　B.Na^+-H^+ 交换增强伴高血钾

C.Na^+-K^+ 交换减弱伴低血钾　　　　D.Na^+-K^+ 交换增强伴高血钾

E.Na^+-H^+ 交换减弱伴高血钾

分析:酸中毒时,Na^+-H^+ 交换增强而 Na^+-K^+ 交换减弱,K^+ 排出减少而引起高钾血症。答案选 B。

第 2 节 尿生成的调节

一、肾小球功能的调节

（一）肾血流量的自身调节

实验表明：当动脉血压在 80 ~ 180mmHg 时，肾血流量可不依赖神经和体液因素的作用而保持相对恒定，称为肾血流量的自身调节。肾血流量的自身调节是通过肾血管的舒缩实现的。当动脉血压降低时，肾血管尤其是入球小动脉舒张，血管阻力降低，使肾血流量不至于减少；当动脉血压升高时，入球小动脉收缩，血管阻力增加，使肾血流量不至于增加。肾血流量的自身调节有利于安静状态下肾脏泌尿活动的正常进行。

考点：肾血流量自身调节动脉血压范围

（二）肾血流量的神经体液调节

肾的血管主要受交感神经的支配。交感神经兴奋时，末梢释放去甲肾上腺素，引起肾血管收缩，肾血流量减少，肾小球滤过率降低。当人体剧烈运动时，交感神经的紧张性升高，除了去甲肾上腺素增多外，还使交感 - 肾上腺髓质系统的活动增强，两者都可以使肾血管收缩，肾血流量减少；当人体处于大失血等病理状态时，除交感神经活动增强外，血管紧张素和血管升压素的生成和释放增多，使肾血管强烈收缩，肾血流量急剧减少甚至无尿，以保证心、脑等重要脏器的血液供应。

二、肾小管和集合管功能的调节

（一）血管升压素

血管升压素又称抗利尿激素（ADH），是由下丘脑视上核和室旁核合成，经下丘脑 - 垂体束运送到神经垂体，由神经垂体释放入血。它的主要作用是提高远曲小管和集合管对水的通透性，从而增加水的重吸收，使尿量减少。影响 ADH 释放的主要原因是血浆晶体渗透压和循环血量。

考点：抗利尿激素的作用、水利尿的机制

1. 血浆晶体渗透压　在下丘脑视上核和室旁核及其附近有渗透压感受器，对血浆晶体渗透压的变化非常敏感。当大量出汗、腹泻或严重呕吐时，机体丢失水分过多，使血浆晶体渗透压升高可刺激渗透压感受器，使 ADH 的合成和释放增加，水的重吸收增多，尿液浓缩而尿量减少；相反，大量饮用清水后，血浆晶体渗透压降低，使 ADH 的合成和释放减少，水的重吸收减少，尿液稀释而尿量增多。这种大量饮用清水后尿量增加的现象，称为水利尿。水利尿是临床上用来检测肾脏稀释能力的一种常用的试验。

2. 循环血量　循环血量增多，可刺激左心房和胸腔内大静脉壁上的容量感受器，经迷走神经将冲动传入中枢，从而抑制视上核和室旁核合成 ADH，使神经垂体释放 ADH 减少，引起尿量增加；反之，当循环血量减少时，ADH 的合成和释放增多，引起尿量减少。

链接

尿 崩 症

尿崩症是指抗利尿激素分泌不足或肾脏对抗利尿激素反应缺陷而引起的一类疾病，表现为多尿、烦渴、低比重尿和低渗尿。多发病于青壮年男性。根据产生原因可采用药物治疗、

支持性治疗及对症治疗等。

（二）醛固酮

考点： 醛固酮
的作用

醛固酮是由肾上腺皮质球状带分泌的一种激素。它可促进远曲小管和集合管对 Na^+ 和水的重吸收，促进 K^+ 的排出。所以，醛固酮有保 Na^+ 排 K^+ 和保水的作用，使尿量减少。醛固酮的分泌主要受肾素 - 血管紧张素 - 醛固酮系统和血 Na^+、血 K^+ 浓度的影响。

1. 肾素 – 血管紧张素 – 醛固酮系统 当人体失血、交感神经兴奋时，均可以促进球旁细胞分泌肾素。肾素可以催化血浆中的血管紧张素原生成血管紧张素 I，血管紧张素 I 在转化酶的作用下生成血管紧张素 II，血管紧张素 II 又可在氨基肽酶的作用下生成血管紧张素 III。血管紧张素 II 和血管紧张素 III 都有收缩血管和刺激醛固酮合成、分泌的作用。由于肾素、血管紧张素、醛固酮之间有着密切的功能联系，因此称为肾素 - 血管紧张素 - 醛固酮系统（图 8-5）。

2. 血 Na⁺、血 K⁺ 浓度 当血 K^+ 浓度升高或血 Na^+ 浓度降低时，可以直接刺激肾上腺皮质球状带，使醛固酮的合成和释放增多；反之，可以使醛固酮的合成和释放减少。但肾上腺皮质球状带对血 K^+ 的浓度变化比血 Na^+ 更为敏感。

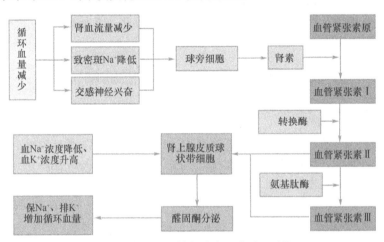

图 8-5 肾素 - 血管紧张素 - 醛固酮系统

第 3 节 尿液及其排放

一、尿 液

（一）尿量

考点： 尿量
的正常值；
多尿、少尿、
无尿的概念

正常成人每昼夜的尿量为 $1 \sim 2L$，平均为 1.5L。每昼夜尿量长期多于 2.5L，称为多尿；每昼夜尿量介于 $0.1 \sim 0.5L$，称为少尿；每昼夜尿量少于 0.1L，称为无尿。多尿、少尿和无尿均属于异常现象。正常成人每昼夜大约产生 35g 固体代谢产物，至少需要溶解在 0.5L 尿液中才能将其排出。多尿可使机体丢失大量的水分，从而导致脱水；少尿和无尿会使代谢产物无法排出体外而在体内蓄积，破坏内环境稳态，严重时可危及生命。

护考链接

患者，男，25 岁，急性肾衰竭病人，护士测得 24 小时尿量为 250ml，请判断该患者尿量异常是（ ）

A. 多尿   B. 少尿   C. 无尿

D. 尿量正常   E. 蛋白尿

分析：正常成人每昼夜尿量为 1.0～2.0L，如果每昼夜尿量长期保持在 2.5L 以上，称为多尿；每昼夜尿量介于 0.1～0.5L，称为少尿；每昼夜尿量少于 0.1L，称为无尿。答案选 B。

（二）尿液的理化性质

1. 颜色 正常新鲜的尿液为淡黄色透明的液体，其颜色主要取决于胆色素的代谢产物的多少。大量饮水后尿液被稀释，颜色变淡；机体缺水时尿液被浓缩，颜色变深。

链接

尿液的颜色与疾病之间的关系

1. 粉红色或红色尿 又称血尿，多见于肾结核、肾肿瘤、肾结石、泌尿道结石、急性肾小球肾炎、肾盂肾炎、膀胱炎。

2. 浓茶样尿液 多为血红蛋白尿，常见于蚕豆病、阵发性睡眠性血红蛋白尿。

3. 深黄色尿 多见于黄疸型肝炎。

4. 乳白色尿 常见于丝虫病。

5. 白色或浑浊尿液 多见于泌尿系感染、肾盂肾炎、膀胱炎等。

6. 蓝绿色尿液 多见于服用亚甲蓝（美蓝）、吲哚美辛、氨苯喋啶等药物后。

2. 酸碱度 正常尿液一般为弱酸性，pH5.0～7.0。尿液的酸碱度主要受食物成分的影响，如食入大量蛋白质，尿呈酸性；食用大量蔬果，尿偏碱性。

3. 比重 通常尿液的比重介于 1.015～1.025。如果尿液的比重长期低于 1.010 则反映尿浓缩障碍，提示肾功能不全。

（三）尿液的化学成分

尿中水占 95%～97%，其余为溶解于其中的固体物质。固体物质以电解质和非蛋白含氮化合物为主。正常尿中糖、蛋白质含量极微，若用常规方法检测出糖和蛋白质，分别称为糖尿和蛋白尿，多见于病理情况。正常人一次性进食大量的糖或精神高度紧张也可出现糖尿。

二、尿 的 排 放

尿的生成是连续不断的过程，而膀胱排尿是间歇性的过程。尿生成后经过输尿管运送至膀胱内贮存，当尿液贮存量达到一定时，可引起排尿反射，将尿液通过尿道排出体外。

（一）排尿反射

当膀胱内的尿量达到 400～500ml 时，膀胱牵张感受器受刺激而兴奋，冲动沿盆神经传入脊髓骶段初级排尿中枢，同时上传至大脑皮质高级排尿中枢，并产生尿意。如果环境条件许可，大脑皮质高级排尿中枢向下发出信号加强初级排尿中枢的兴奋，使盆神经的传出冲动增多，引起膀胱逼尿肌收缩、尿道内括约肌舒张，尿液进入后尿道，又刺激后尿道感受器，反射性地加强初级排尿中枢的活动，并抑制阴部神经使尿道外括约肌松弛，尿液被排出，是一个正反馈过程（图8-6）。如果环境不允许，大脑皮质高级中枢发出抑制性冲动，使初级排尿中枢作用减弱，阻止排尿反射。婴幼儿的大脑皮质发育尚不完善，对初级排尿中枢的抑制能力较弱，所以小儿排尿次数多且易发生遗尿现象。

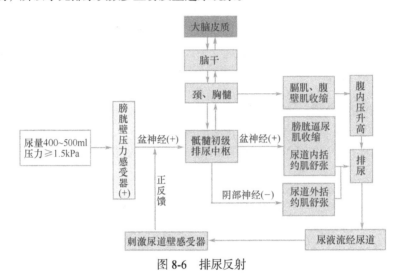

图 8-6　排尿反射

（二）排尿异常

1. 尿频　膀胱受到炎症或机械刺激（如膀胱结石）时，排尿次数过多但每次尿量正常或减少，称为尿频。膀胱炎或膀胱结石在引起尿频的同时，还可引起尿急和尿痛，称为尿路刺激征。

2. 尿潴留　膀胱内尿液大量充盈而不能顺利排出，称为尿潴留。尿潴留多为排尿反射的反射弧某一环节受损所致，也可因尿道受阻所致。

3. 尿失禁　排尿失去意识控制称为尿失禁，主要为高位脊髓受损，排尿反射的初级中枢和高级中枢的联系中断所致。

> **小结**
>
> 　　人体的排泄主要是通过肾脏来完成的，而肾脏的排泄功能是通过在肾脏内生成尿液来实现的。尿的生成过程包括肾小球的滤过、肾小管和集合管的重吸收以及分泌3个主要环节，这3个环节中任何一个环节发生改变或障碍都会使尿液的质或量发生变化，同时破坏内环境稳态，严重时甚至危及生命。

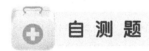 自 测 题

一、名词解释

1. 肾小球滤过率　2. 渗透性利尿　3. 肾糖阈

4. 水利尿

二、填空题

1. 尿的生成过程包括_____、_____和_____。

2. 肾小球滤过作用的动力是_____。

3. 影响肾小球滤过的主要因素有_____、

_____、_____。

4. 肾小管、集合管分泌的物质有_____、

_____、_____。

5. 每昼夜尿量长期保持在 2.5L 以上称

为_____；每昼夜尿量介于 0.1～0.5L

称为_____；每昼夜尿量不足 0.1L 称

为_____。

三、选择题（A 型题）

1. 人体内最重要的排泄器官是（　　）

　　A. 肾　　　　　　　　B. 肺

　　C. 皮肤　　　　　　　D. 消化道

　　E. 大肠

2. 原尿中几乎不含有（　　）

　　A. Na^+　　　　　　　B. K^+

　　C. 葡萄糖　　　　　　D. 蛋白质

　　E. 尿素

3. 原尿中的葡萄糖含量（　　）

　　A. 与血浆相同　　　　B. 与终尿相同

　　C. 高于血浆　　　　　D. 低于血浆

　　E. 与小管液相同

4. 各段肾小管，重吸收物质量最大的是（　　）

　　A. 集合管　　　　　　B. 近端小管

　　C. 远端小管　　　　　D. 细段

　　E. 远曲小管

5. 对葡萄糖具有重吸收能力的部位是（　　）

　　A. 集合管　　　　　　B. 近端小管

　　C. 远端小管　　　　　D. 细段

　　E. 远曲小管

6. 动脉血压在 80～180mmHg 范围内波动时，肾血流量保持稳定，这是由于肾血流的（　　）

　　A. 神经调节　　　　　B. 自身调节

　　C. 体液调节　　　　　D. 神经体液调节

　　E. 正反馈调节

7. 直接影响远曲小管和集合管重吸收水的激素是

　　（　　）

　　A. 醛固酮　　　　　　B. 肾上腺素

　　C. 甲状腺激素　　　　D. 抗利尿激素

　　E. 胰岛素

8. 醛固酮作用的主要部位是（　　）

　　A. 近曲小管　　　　　B. 远曲小管

　　C. 集合管　　　　　　D. 远曲小管和集合管

　　E. 细段

9. 剧烈运动时，尿量减少的原因是（　　）

　　A. 抗利尿激素分泌增多

　　B. 滤过膜通透性增大

　　C. 肾血流量减少

　　D. 醛固酮分泌增多

　　E. 血浆晶体渗透压增大

10. 下列哪种情况不会引起尿量增多（　　）

　　A. 注射高渗葡萄糖

　　B. 大量饮水

　　C. 注射抗利尿激素

　　D. 大量输等渗盐水

　　E. 静脉注射甘露醇

11. 每昼夜代谢产物的排出至少需溶解于（　　）

　　A. 1.0L 尿液　　　　　B. 0.1L 尿液

　　C. 0.5L 尿液　　　　　D. 2.0L 尿液

　　E. 1.5L 尿液

12. 排尿反射的初级中枢位于（　　）

　　A. 大脑皮质　　　　　B. 中脑

　　C. 小脑　　　　　　　D. 延髓

　　E. 脊髓骶段

四、简答题

1. 糖尿病病人为什么会出现糖尿和尿量的增多？

2. 简述抗利尿激素的作用。

3. 简述醛固酮的作用。

4. 大量输入生理盐水后尿量有何变化，为什么？

5. 大量出汗后尿量有何变化，为什么？

（郭俊梅　任崇慧）

9

第9章 感觉器官的功能

近视困扰着很多人，为什么近视眼看不清远处的物体？佩戴不同度数近视镜后就能看清楚？老年人为什么要戴眼镜才能看书读报呢？有的人坐车坐船会头晕恶心，又是为什么呢？请注下看！

第1节 概　述

一、感受器和感觉器官

感受器是机体内专门感受内外环境变化的结构或装置。如与痛觉有关的游离神经末梢、视网膜上的感光细胞、主动脉体和颈动脉体等。感受器根据接受刺激的性质不同，分为机械感受器、温度感受器、化学感受器和光感受器等。感觉器官由感受器和一些利于感受刺激的附属结构组成，如视觉器官、听觉器官和前庭器官等。

二、感受器的一般生理特性

1. 适宜刺激　每种感受器都有其最敏感的刺激，称为该感受器的适宜刺激。如一定波长的电磁波是视网膜光感受细胞的适宜刺激，一定频率的机械振动是听觉感受器的适宜刺激等。

2. 换能作用　各种感受器都能将感受到的不同形式的刺激能量，如光能、热能、机械能等，转换为生物电能，以神经冲动的形式传入中枢，这种特性称为感受器的换能作用。

3. 编码功能　感受器在接受刺激的过程中，不仅发生了能量形式上的转变，而且把刺激中所包含的信息转移到动作电位的序列中，称为感受器的编码功能。

4. 适应现象　当强度相对恒定的刺激，持续作用于感受器时，经一段时间后，虽然刺激仍在继续，但感受器对该刺激的敏感性已逐渐下降，这种现象称为感受器的适应现象。"入芝兰之室，久而不闻其香"就是感受器适应现象的反映。各种感受器适应的快慢不同，如触觉、嗅觉感受器适应很快，而颈动脉窦压力感受器、痛觉、听觉感受器则适应很慢。适应现象并非疲劳，因增加其刺激强度，仍可引起传入冲动的增加。

第2节　视觉器官

眼是人体的视觉器官，由折光系统和感光系统组成（图9-1）。人眼的适宜刺激是波长 $380 \sim 760$ nm 的电磁波，即可见光。外界物体发出的光线经眼的折光系统折射后成像在视网膜上，视网膜感光细胞感受物像的光刺激，并把光能转换为生物电能，以神经冲动的形式经视神经传入视觉中枢，从而产生视觉。眼是人体最重要的感觉器官，在人脑所获得的外界信息中，至少有 70% 以上来自于视觉。

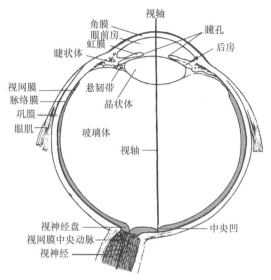

图 9-1 右眼球的水平切面

案例 9-1

患儿男，9 岁。主述近一段时间看不清黑板板书。家属代述平日患儿喜玩电脑，看书写字姿势不良。经查：右眼远视 175°，近视 150°；左眼远视 125°，近视 175°，经医生诊断为轻度近视（未成年人轻度远视为正常）。

问题： 1. 近视形成的原因有哪些？

2. 如何预防和矫正近视？

一、眼的折光功能

（一）眼的折光成像功能

眼的折光系统是一个复杂的生物透镜系统，包括角膜、房水、晶状体和玻璃体（图 9-1）。其中，晶状体的折光力最大，能通过改变其凸度的大小来改变折光力，因此，它在眼成像中起着最重要的作用。眼折光成像的原理与凸透镜成像的原理基本相似，但要复杂得多。为了便于理解，通常用简化眼来说明折光系统的成像功能（图 9-2）。简化眼是指将复杂的折光系统假设为折光效果基本相同的均匀体的折光系统模型，即假定眼球前后径为 20mm，折光系

考点： 眼的折光系统

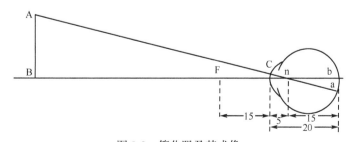

图 9-2 简化眼及其成像

n. 节点；A、B. 物体；a、b. 物像；C. 角膜表面；F. 前焦点；图中的数字单位为 mm

数为1.333，外界光线进入眼球时折射一次，球面的曲率半径为5mm。这个模型和正常人安静时的眼睛一样，正好能使6m以外物体发来的光线聚焦在视网膜上形成物像。

（二）眼的调节

考点：视近物时眼的调节方式、近点、瞳孔对光反射

正常人眼看远物（6m以外）时，从物体发出的光线近似于平行光线，光线通过眼的折光系统折射后正好成像在视网膜上，眼无需调节就可看清远物。当眼看近物（6m以内）时，物体发出的光线呈辐射状，根据凸透镜成像原理，辐射光线进入眼内经折射后成像在视网膜之后，只能产生模糊的视觉影像。但正常眼看近物时也很清晰，那是因为眼看近物时进行了晶状体变凸、瞳孔缩小、眼球会聚3个方面的调节，其中晶状体变凸最重要。

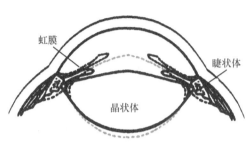

图9-3 晶状体和瞳孔的调节
实线为安静时的情况，虚线为看近物调节后的情况

1. 晶状体变凸 晶状体呈双凸形，富有弹性，通过睫状小带与睫状体相连。眼看远物时，睫状肌松弛，睫状小带拉紧，晶状体变扁。看近物时，视网膜上模糊的物像传至中枢，反射性引起睫状肌收缩，睫状小带松弛，晶状体因其自身的弹性回位而变凸（图9-3），折光力增强，物像前移，成像在视网膜上产生清晰视觉。晶状体的最大调节能力可用近点来表示。近点是指眼做充分调节时所能看清物体的最近距离。近点越近，说明调节能力越强，晶状体的弹性越好。晶状体的弹性随年龄的增长而减弱，近点也因而变远。10岁、20岁和60岁的人的近点分别约为9cm、11cm和83cm。老年人因晶状体的弹性明显降低，看远物清楚，看近物模糊，称为老视，即老花眼，可戴凸透镜进行矫正。

链接

白　内　障

白内障是全球第一位致盲眼病。随着人口的老龄化，白内障发病率逐年上升。临床上把晶状体浑浊并导致矫正视力低于0.5者称为白内障。老年性白内障是晶状体老化过程中逐渐出现的退行性改变，与糖尿病、高血压、动脉硬化等全身疾病均密切相关。

2. 瞳孔缩小 当眼视近物时，反射性地引起双侧瞳孔缩小，称为瞳孔近反射。其意义是减少折光系统的球面像差（像边缘模糊）和色像差（像边缘色彩模糊），使视网膜成像更清晰。

此外，瞳孔还有对光反射，但与视近物无关。瞳孔对光反射是指瞳孔在强光照射时缩小而在光线变弱时散大的反射。其意义是视网膜不致因光量过强而受损，也不会因光线过弱而影响视觉。瞳孔对光反射的效应是双侧性的，光照一侧眼时，双侧瞳孔均缩小，故又称互感性对光反射。由于瞳孔对光反射的中枢在中脑，临床上常把它作为判断中枢神经系统病变部位、麻醉深度和病情危重程度的指标。

3. 眼球会聚 双眼看近物时，两眼同时向鼻侧会聚的现象，称为眼球会聚。它可使物体成像在双侧视网膜的对称点上，避免出现复视，从而形成清晰单一的立体视觉。

考点：眼的折光异常及矫正方法

（三）眼的折光异常

由于眼球形态或折光能力异常，在安静状态下平行光线不能在视网膜上聚焦成像，称为折光异常（或屈光不正），包括近视、远视和散光（图9-4）。其产生原因及矫正方法见表9-1。

表 9-1 近视、远视和散光

折光异常	产生原因	矫正方法
近视	眼球前后径过长或折光力过强,物体成像于视网膜前	佩戴凹透镜
远视	眼球前后径过短或折光力过弱,物体成像于视网膜后	佩戴凸透镜
散光	角膜经纬曲率半径不一致,不能在视网膜上清晰成像	佩戴柱镜

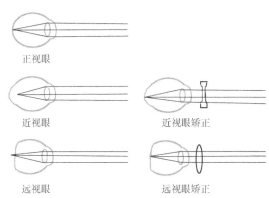

图 9-4 正视眼、近视眼和远视眼及其矫正

二、眼的感光换能功能

眼的感光换能功能由视网膜完成。进入眼的光线通过折光系统在视网膜上成像后,被感光细胞所感受并转换成电信号,经视神经传入视觉中枢形成视觉。但若成像在视神经乳头处则不能被感受,此处没有感光细胞分布,称为生理性盲点。

(一)视网膜的感光细胞

视网膜上有视锥细胞和视杆细胞两种感光细胞,见表 9-2。

考点:感光细胞的分类及其特点、功能

表 9-2 视锥细胞和视杆细胞的比较

细胞	分布	特点	功能
视锥细胞	主要在视网膜中央部,黄斑中央凹处最密集	对光敏感性差,主要感受强光刺激,能辨颜色,分辨力强	昼光觉、色觉
视杆细胞	主要在视网膜周边部	对光敏感性强,主要感受暗光刺激,不能辨别颜色,分辨力弱	暗光觉

(二)视网膜的光化学反应

感光细胞含有视色素,它们在光的作用下分解,能产生一系列光化学反应,分解时释放的能量使感光细胞产生电变化,把光能转变为生物电信号。

1. 视杆细胞的光化学反应 视紫红质是视杆细胞的视色素,在光照时迅速分解为视蛋白和视黄醛,在暗处二者又重新合成为视紫红质。在视紫红质分解和合成的过程中有一部分视黄醛被消耗,要依赖食物中的维生素 A 来补充。若长期缺乏维生素 A,会影响人的暗视觉,引起夜盲症(图 9-5)。

考点:视紫红质的光化学反应

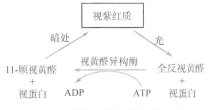

图 9-5 视紫红质的光化学反应

2. 视锥细胞的视色素和色觉 视网膜上有 3 种

不同视锥细胞,分别含有对红、绿、蓝3种光敏感的视色素。不同色光作用于视网膜时,3种视锥细胞产生不同程度的兴奋,因而产生不同的色觉。

链接

色觉障碍

色觉障碍有色盲和色弱两种情况。若完全没有分辨颜色的能力称为色盲,多为遗传因素引起,遗传方式是X连锁隐性遗传。色盲分为全色盲和部分色盲,全色盲极为罕见,色盲最常见的是红绿色盲。由于某种视锥细胞的反应能力较弱,对某种颜色的识别能力较弱,称为色弱,多与后天因素如健康、营养相关。

三、与视觉有关的几种生理现象

(一)视力

视力也称视敏度,是指眼对物体细微结构的分辨能力,即分辨物体上两点间最小距离的能力。通常用国际标准视力表来检测视力。视网膜各处视力不同,中央凹处视力最好。

链接

视力表的设计原理

视力表是用来检测视力的图表。其中的图标由多行大小不一,缺口方向各异的"E"或"C"所组成。目前国内常用的视力表有国际标准视力表和对数视力表。将视力表置于眼前5m处,人眼能看清其中图形的缺口为1.5mm时,所形成的视角为1分,按国际标准视力表表示为1.0,按对数视力表表示为5.0。能分辨视角为1分的视力为正常视力。

(二)视野

视野是指单眼固定注视正前方一点不动时,该眼所能看到的空间范围。视野受面部结构的影响,鼻侧和上侧视野较小,颞侧和下侧视野较大。不同颜色的光视野也不同,白色视野最大,蓝色、红色、绿色视野依次递减(图9-6)。借助视野检查,可以辅助判断某些视网膜或视觉传导通路的病变。

(三)暗适应和明适应

人从亮处进入暗处,起初看不清物体,经过一段时间(25~30分钟),视觉逐渐清晰,恢复暗处的视力,称为暗适应。暗适应是人眼对光的敏感度逐渐提高的过程。该过程与视杆细胞中视紫红质的合成有关。人体缺乏维生素A时,暗适应时间延长。反之,从暗处进入强光下,起初感到耀眼的光亮,不能视物,需待片刻(几秒内),才能恢复视力,称为明适应。明适应是人眼突然进入明亮的环境后视觉逐渐恢复正常的过程。明适应与视紫红质迅速分解有关。

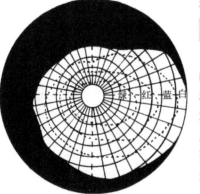

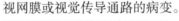

图9-6 人右眼视野

第 3 节　位、听觉器官

耳由外耳、中耳和内耳组成。外耳、中耳和内耳中的耳蜗部分组成听觉器官。内耳中的前庭器官，是位置觉和平衡觉器官。

一、耳的听觉功能

声波经外耳、中耳传音到达内耳耳蜗，通过耳蜗的感音换能作用，使听神经兴奋，其神经冲动沿听觉传导通路传至大脑皮质听觉中枢引起听觉。

（一）外耳和中耳的传音功能

1. 外耳　外耳由耳郭和外耳道组成。耳郭收集声波，外耳道是声波传导的通路，还可起到共鸣腔的作用。

2. 中耳　中耳由鼓膜、听骨链、鼓室和咽鼓管等结构组成。其主要功能是将空气中的声波振动高效地传递到内耳淋巴液，其中鼓膜和听骨链在声音的传递过程中起着重要的作用。

鼓膜是一个压力承受装置，能随声波同步振动，有利于将声波真实地传递给听小骨。听小骨从外向内分别是锤骨、砧骨和镫骨，依次连接形成听骨链（图 9-7），把鼓膜的高幅低强度振动转变为低幅高强度的振动传向前庭窗（卵圆窗），对声波既能起到增压的作用又能避免其对内耳的损伤。　　**考点：鼓膜及听骨链的功能**

咽鼓管是连接咽和鼓室的通道，其鼻咽部的开口常处于闭合状态，在吞咽、打哈欠时开放。咽鼓管的主要功能是调节鼓室内的压力，使之与外界大气压保持平衡，这对于维持鼓膜的正常位置、形状和振动性能有重要意义。鼻咽部炎症导致咽鼓管阻塞后，鼓室内的空气被吸收，可造成鼓膜内陷，产生耳鸣，影响听力。

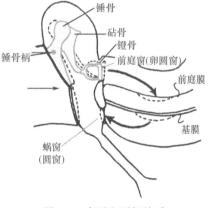

图 9-7　中耳和耳蜗关系

（二）声波传入内耳的途径

声波传入内耳的途径有两条，即气传导和骨传导。

1. 气传导　声波→外耳道→鼓膜→听骨链→卵圆窗→耳蜗，这条传导途径称气传导，是声波传导的主要途径。若听骨链有病变，鼓膜的振动则可引起鼓室内空气的振动，再经圆窗传入内耳，但此时的听力较正常时大为减弱。　　**考点：气传导途径**

2. 骨传导　声波直接引起颅骨振动，从而引起耳蜗内淋巴的振动，这个传导途径称为骨传导。骨传导的效率比气传导低得多，在正常听觉中作用很小。

（三）内耳的感音功能

1. 耳蜗的感音换能作用　耳蜗是一个形似蜗牛壳的骨管，其内被前庭膜和基底膜分隔为前庭阶、蜗管和鼓阶三个管道。三个管道中充满淋巴液，前庭阶与鼓阶内为外淋巴，它们在底部分别与卵圆窗膜和圆窗膜相接，而在耳蜗顶部通过蜗孔相沟通；蜗管是一个充满内淋巴的盲管。基底膜上有声音感受器即螺旋器（也称柯蒂器），由毛细胞和支持细胞等组成。毛细胞与耳蜗神经相连，其表面有听毛，听毛上方为盖膜，盖膜悬浮于内淋巴中（图 9-8）。　　**考点：声波感受器**

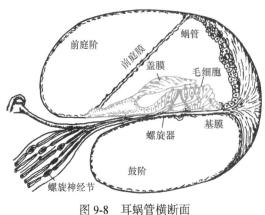

图9-8　耳蜗管横断面

声波无论是从卵圆窗还是圆窗传入内耳，都可通过外、内淋巴的振动引起基底膜振动，使毛细胞和盖膜的相对位置发生改变，从而刺激毛细胞产生电位变化，进而引起与毛细胞相连的耳蜗神经产生动作电位，传入听觉中枢引起听觉。

2. 耳蜗对声音的初步分析　声音的音调是由物体振动的频率所决定的。人类能听到的声波频率范围为 20 ～ 20000Hz。音调的分析，主要取决于基底膜产生最大振幅的部位，经相应的耳蜗神经纤维传入大脑听觉中枢的不同部位，就可产生不同音调的感觉。

链接

耳　聋

耳聋按病变部位和性质分为3种类型。①传音性耳聋：由鼓膜或听骨链功能障碍引起，气传导明显受损，骨传导影响不大。②感音性耳聋：由耳蜗病变、螺旋器和蜗神经受损引起，气传导、骨传导均受损；③中枢性耳聋：由各级听觉中枢或听觉传导通路的病变引起。

二、内耳的位置觉和运动觉功能

内耳的前庭器官由前庭和3个半规管组成。

1. 前庭的功能　前庭内的椭圆囊、球囊中的囊斑是头部位置及直线变速运动的感受器。当人体头部位置发生改变或做直线变速运动时，刺激囊斑内毛细胞兴奋，经前庭神经传入中枢，产生头部位置或直线变速运动感觉，同时引起姿势反射，以维持身体平衡。

2. 半规管的功能　半规管中的壶腹嵴是旋转变速运动的感受器。当身体或头部做旋转变速运动时，刺激壶腹嵴内的毛细胞兴奋，其神经冲动经前庭神经传入中枢，产生旋转感觉，并引起姿势反射，以维持身体平衡。

链接

晕车、晕船

当前庭器官受到过强或过久的刺激时，常会引起血压下降、心率加快、恶心、呕吐、眩晕、皮肤苍白等症状，称为前庭自主神经反应。对于前庭器官功能过度敏感的人，一般的前庭刺激也会引起上述反应，易发生晕车、晕船等现象。

小结

眼是视觉器官，具有折光成像和感光换能的功能。眼视近物时调节包括晶状体变凸、瞳孔缩小、眼球会聚。折光异常包括近视、远视和散光，分别佩戴凹透镜、凸透镜、柱镜矫正。视网膜的感光细胞有视锥细胞和视杆细胞两种，视锥细胞产生昼光觉和色觉，视杆细胞产生暗光觉。耳是听觉、位置觉及平衡觉器官。声波传入内耳的主要途径是气传导。内耳的耳蜗有感音换能作用，前庭器官则是运动觉和头部位置觉的感受器，在维持身体平衡中起重要的作用。

自 测 题

一、名词解释

1. 近点　2. 视力　3. 暗适应　4. 瞳孔对光反射

5. 视野

二、填空题

1. 眼视近物时的调节包括_____、_____
__和_____。

2. 平衡鼓膜两侧压力的结构是_____。

3. 头部位置及直线变速运动的感受器是_____，
旋转变速运动的感受器_____。

三、选择题

1. 视觉器官中可调节眼折光力的是（　　）

　A. 角膜　　　　　　B. 房水

　C. 晶状体　　　　　D. 玻璃体

　E. 虹膜

2. 瞳孔对光反射的中枢在（　　）

　A. 脊髓　　　　　　B. 延髓

　C. 中脑　　　　　　D. 脑桥

　E. 大脑

3. 近视眼是由于（　　）

　A. 角膜经纬曲率不一致　B. 眼球前后径过长

　C. 眼球前后径过短　　　D. 晶状体弹性降低

　E. 眼折光力不变

4. 下列哪种维生素长期摄入不足，会导致夜盲症
（　　）

　A. 维生素 A　　　　　B. 维生素 B

　C. 维生素 C　　　　　D. 维生素 D

　E. 维生素 E

5. 鼓膜穿孔可引起（　　）

　A. 气传导障碍　　　　B. 听力不受影响

　C. 听力增强　　　　　D. 骨传导障碍

　E. 耳感音换能障碍

四、简答题

1. 比较视锥细胞和视杆细胞的功能及其特点。

2. 简述声波传入内耳的途径。

（吴艳军）

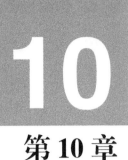

第10章　神经系统的功能

人体各器官、系统的功能都是直接或间接处于神经系统的调节控制之下。通过神经系统调整各器官、系统的功能状态，使人体完成各种生命活动并适应内外环境的变化，使生命成为协调统一的整体。所以神经系统是机体内最重要的调节系统。

第1节　神经元活动的一般规律

一、神经元和神经纤维

（一）神经元的结构与功能

神经元又称神经细胞，是神经系统的基本结构和功能单位。人类中枢神经系统内约含有100亿个神经元。神经元由胞体和突起两部分组成（图10-1）。胞体是细胞代谢和营养的中心，能接受、整合传入信息。突起分为轴突和树突。轴突只有一个且较长（可达1m），能将胞体的兴奋以动作电位的形式传到轴突末梢，以影响其他神经元或效应器细胞的功能。树突短而分枝多，一般有多个，可以接受传入信息。

（二）神经纤维的功能

神经纤维是由神经元的长突起（轴突或长树突）外包神经胶质细胞（对神经元起支持、营养、保护和修复等作用的细胞）所形成，其主要功能是传导动作电位（即兴奋，又称神经冲动）。神经纤维传导兴奋具有以下特征。

1. 生理完整性　兴奋在神经纤维的正常传导，需要神经纤维在结构和功能上的完整性。如果神经纤维被损伤、压迫、低温或局部应用麻醉药物时，兴奋传导将受阻。

2. 绝缘性　一条神经干内包含许多根神经纤维，但每根神经纤维传导兴奋时彼此互不干扰，表现为相互绝缘性。

3. 双向传导　实验发现神经纤维上任何一点接受刺激产生的动作电位都可同时向其两端传导。

4. 相对不疲劳性　实验中连续电刺激神经纤维数小时至数十小时，神经纤维始终保持其传导兴奋的能力。

考点：神经纤维传导兴奋的特征

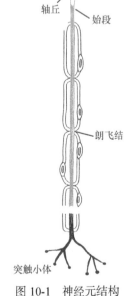

图 10-1　神经元结构

二、神经元间的信息传递

神经元之间的信息传递是通过突触传递来实现的。突触是指神经元之间相互接触并传递信息的部位。传递方式有化学性传递和电传递两类，以化学性突触传递为主。

考点：突触的概念和结构

（一）突触的类型和结构

1. 突触的类型　根据突触相互接触的部位，可分为轴突 - 树突突触、轴突 - 胞体突触、轴突 - 轴突突触 3 类（图 10-2）。根据突触传递产生的效应，又可分为兴奋性突触和抑制性突触。

2. 突触的结构　经典突触是由突触前膜、突触间隙和突触后膜三部分组成。突触前神经元的轴突末梢分支膨大呈球状构成突触小体，其轴浆内有较多线粒体和含有大量神经递质的突触囊泡。突触小体面对突触后神经元的膜称为突触前膜。与突触前膜相对应的突触后神经元的胞体膜或突起膜则称为突触后膜，在突触后膜上分布有与神经递质结合的受体及离子通道。突触前、后膜之间充满组织液的间隙为突触间隙（图 10-3）。

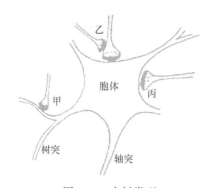

图 10-2　突触类型

甲、乙、丙分别表示轴突 - 树突突触、轴突 - 轴突突触、轴突 - 胞体突触

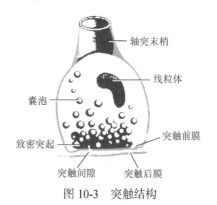

图 10-3　突触结构

（二）突触的传递过程

突触前神经元将信息传递到突触后神经元的过程称为突触传递。突触传递是一个电 - 化学 - 电的变化过程，是以特定的化学物质（即神经递质）作为信息载体传递的。

考点：突触传递的基本过程

神经递质是指由突触前神经元合成并在末梢处释放，能特异性作用于突触后神经元或效应器细胞受体，并使突触后神经元或效应器细胞产生一定生理效应的信息传递化学物质。根据信息传递后产生的效应不同分为兴奋性递质和抑制性递质；根据它们存在的部位不同又分为外周神经递质和中枢神经递质两大类。外周神经递质是指由外周神经末梢释放的递质，主要有乙酰胆碱（ACh）和去甲肾上腺素（NE）两类；中枢神经递质是指中枢神经系统内参与信息传递的化学物质，主要有 ACh、单胺类、氨基酸类和肽类等。

1. 兴奋性突触传递　突触前神经元兴奋，其神经冲动（动作电位 -AP）到达轴突末梢时，引起突触前膜去极化，Ca^{2+} 通道开放，细胞外液的 Ca^{2+} 内流入突触小体，Ca^{2+} 触发突触囊泡前移与突触前膜接触、融合，突触前膜出胞释放兴奋性递质，兴奋性递质与突触后膜上相应受体结合，提高突触后膜对 Na^+、K^+ 尤其是 Na^+ 的通透性，Na^+ 快速内流导致突触后膜局部去极化，称兴奋性突触后电位（EPSP）。EPSP（属于局部电位）总和达到阈电位水平时，使突触后神经元爆发动作电位，即突触后神经元兴奋（图 10-4）。

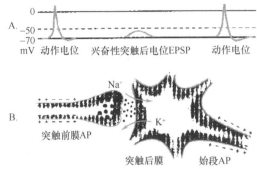

图 10-4 兴奋性突触后电位

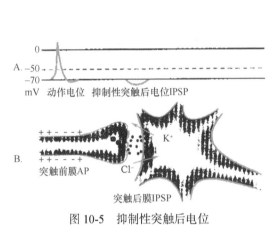

图 10-5 抑制性突触后电位

2. 抑制性突触传递 突触前神经元兴奋,其冲动传至轴突末梢,突触前膜去极化并释放抑制性递质,与突触后膜上相应受体结合,提高突触后膜对 Cl⁻、K⁺尤其是 Cl⁻ 的通透性,Cl⁻ 内流导致突触后膜超极化,称为抑制性突触后电位(IPSP)。IPSP 远离阈电位,不易产生动作电位,即突触后神经元产生抑制(图 10-5)。

兴奋性突触和抑制性突触传递过程,简要归纳为图 10-6。

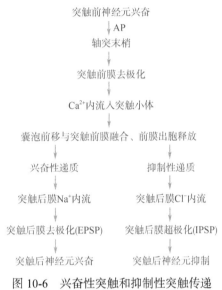

图 10-6 兴奋性突触和抑制性突触传递过程

三、反射活动的一般规律

反射活动是神经系统活动的基本方式。反射弧的 5 个组成部分中,反射中枢结构功能最为复杂。虽然每个反射各有特点,但不同的反射活动又具有共同的规律。

(一)中枢兴奋传递的特征

考点:兴奋在中枢传递的特征

兴奋在中枢传递时,常需要通过一次以上的突触。突触传递由于突触结构和化学递质等因素的参与,其兴奋传递明显不同于神经纤维上的冲动传导,具有以下几个特征。

1. 单向传递 指兴奋通过突触传递时,只能由突触前神经元向突触后神经元单向传递,这是因为神经递质是由突触前膜释放,与突触后膜受体结合,引起突触后神经元的兴奋或抑制。

2. 中枢延搁 兴奋在反射中枢传递时要消耗一定时间,这一现象称为中枢延搁。这是由于突触传递时需要经历递质的释放、扩散、与突触后膜受体结合等一系列环节。在反射活动中,通过的突触越多,中枢延搁的时间越长。

3. 兴奋的总和 在反射活动中,单根纤维传入冲动引起的 EPSP 是局部电位,一般不

108

足以引发突触后神经元发生动作电位；但若干根纤维引起的多个 EPSP 可以发生时间和空间总和，如果总和达到阈电位则可爆发动作电位。

4. 兴奋节律的改变　指在反射活动中，传入神经元（突触前神经元）与传出神经元（突触后神经元）的冲动频率往往不同。因为传出神经元的兴奋节律除取决于传入冲动的节律外，还取决于其本身和中间神经元的功能状态。

5. 后发放　当刺激停止后，传出神经仍可以在一定时间内继续发放冲动，使反射活动持续一定的时间，这种现象称为后发放。

6. 对内环境变化的敏感和易疲劳　突触间隙与细胞外液是相通的，因此内环境理化因素的变化，如缺氧、麻醉药及某些药物均可影响突触传递。另外，突触传递相对容易疲劳，这可能与递质的耗竭有关。

（二）中枢抑制

在任何反射活动中，中枢内既有兴奋活动又有抑制活动，并相互协调，例如吞咽时呼吸停止，屈肌反射进行时伸肌活动即受抑制。兴奋与抑制都是主动过程。根据发生的部位与机制的不同，中枢抑制分为突触后抑制和突触前抑制两类，见表 10-1。

考点：中枢抑制分类

表 10-1　突触后抑制和突触前抑制

项目	突触后抑制（超极化抑制）	突触前抑制（去极化抑制）
发生部位	抑制性突触的突触后膜	兴奋性突触的突触前膜
递质释放	抑制性递质	兴奋性递质量减少
突触后电位	产生 IPSP（超极化）	产生 EPSP（去极化），但幅度减小
产生机制	由抑制性中间神经元释放抑制性神经递质，在突触后膜产生 IPSP，使突触后神经元抑制	兴奋性神经元释放的兴奋性递质量减少，突触后膜EPSP减小，突触后膜不易兴奋，呈现抑制效应
生理意义	协调不同中枢之间活动，或及时终止神经元的活动，并使同一中枢内神经元的活动同步	存在于中枢内感觉传入系统各级转换站，调节传入神经元活动，全面控制感觉信息

第 2 节　神经系统的感觉功能

案例 10-1

患者男性，55 岁。劳累后心前区压榨样疼痛 10 分钟。10 分钟前患者活动时突然出现心前区压榨样疼痛，并向左肩部、左上肢前内侧放射，原地休息，持续约 3 分钟疼痛缓解，被送入院就诊，诊断心绞痛。

问题：1. 患者心前区和左肩部、左上肢前内侧疼痛是如何发生的？

　　　2. 内脏痛有哪些特点？何谓牵涉痛？

感觉是客观事物在脑中的主观反映。体内、外的各种刺激作用于相应感受器后，通过感受器的换能作用将刺激转换为传入神经冲动，经专用的感觉传导通路上传至大脑皮质的特定部位，从而产生相应的感觉。

一、脊髓的感觉传导功能

来自各种感受器的神经冲动，除通过脑神经传入中枢外，大部分经脊神经后根进入脊髓，分别组成不同的感觉传导通路。传导痛觉、温度觉、轻触觉等浅感觉的传入纤维进入脊髓，先换元再在中央管前交叉到对侧，然后上行抵达丘脑；传导肌肉本体感觉、深部压觉等深感觉的传入纤维进入脊髓，先在同侧上行，抵达延髓后换元交叉到对侧传至丘脑。因此，在脊髓半离断的情况下，浅感觉的障碍发生在离断的对侧，而深感觉的障碍则发生在离断的同侧。

二、丘脑及其感觉投射系统

考点： 特异性和非特异性投射系统的概念、功能

丘脑是大量神经元组成的核团群，各种感觉通路（除嗅觉）都在此交换神经元，然后再向大脑皮质投射。根据丘脑各部分向大脑皮质投射特征的不同，将感觉投射系统分为特异性投射系统和非特异性投射系统（图10-7）。

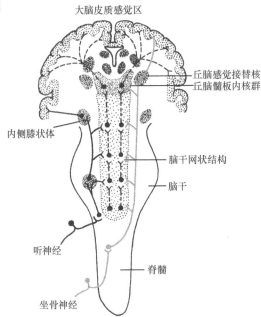

图10-7　感觉投射系统

实线代表特异性投射系统　虚线代表非特异性投射系统

（一）特异性投射系统

特异性感觉投射系统是指丘脑特异性感觉接替核及其投射到大脑皮质特定区域的感觉通路。各种感觉（除嗅觉外）经一定的传导路径上传到达丘脑特异性感觉接替核，交换神经元后投射到大脑皮质特定区域，产生特定感觉。该感觉投射系统中，每一种感觉的传导投射系统都是专一的，感受器与大脑皮质的感觉区有点对点的投射关系。其主要的功能是引起特定感觉和激发大脑皮质发出相应的传出冲动。

（二）非特异性感觉投射系统

非特异性感觉投射系统是指丘脑非特异性感觉接替核及其投射到大脑皮质广泛区域的感觉通路。各种感觉传入纤维经过脑干时，发出侧支与脑干网状结构神经元发生突触联系，并通过多次更换神经元后到达丘脑，在丘脑非特异性感觉接替核交换神经元后，再弥散地投射到大脑皮质广泛的区域。非特异性投射系统没有专一性，可传导多种感觉，是各种感觉的共同上行传导途径，缺乏点对点的投射。该感觉投射系统不产生特定感觉，其主要功能是维持和改变大脑皮质的兴奋状态，使人体保持觉醒。

动物实验中，刺激脑干网状结构动物被唤醒，阻断脑干网状结构动物出现类似睡眠的现象，表明脑干网状结构中存在上行唤醒功能的系统，这一系统被称为脑干网状结构上行激动系统。该系统存在多突触联系，易受药物的影响，如巴比妥类药物可阻断脑干网状结构上行激动系统而发挥镇静催眠作用。如果该系统受损，病人将出现昏睡状态。

两个感觉投射系统结构与功能特点不同（表10-2），但它们之间却存在密切的联系。非特异性感觉投射系统上传冲动来自特异性感觉传入通路，而它使人体保持觉醒状态的功能，使特异性感觉投射系统能更好地发挥作用。

表 10-2　特异性投射系统与非特异性投射系统的比较

	特异性投射系统	非特异性投射系统
突触联系	较少，一般只有三级神经元	较多，多次更换神经元
传导通路	专一	非专一
投射关系	点对点	点对面
投射区域	大脑皮质特定区域	大脑皮质广泛区域
功能	引起特定的感觉，并激发大脑皮质产生传出神经冲动	维持和改变大脑皮质的兴奋性，使机体处于觉醒状态

三、大脑皮质的感觉分析功能

大脑皮质是产生感觉的最高级中枢。各种感觉的特异性投射纤维在大脑皮质有一定的投射区域分布，大脑皮质的不同区域具有不同的作用。

（一）体表感觉区

中央后回是全身体表感觉的主要投射区，又称第一体表感觉区。其投射规律：①左右交叉：即一侧躯干和四肢的感觉传入冲动向对侧中央后回皮质的相应区域投射，但头面部是双侧性的。②上下倒置：即投射区的空间定位上下倒置，下肢的感觉区在大脑皮质中央后回顶部，上肢感觉区在中间，头面感觉区在底部，但头面部的内部是正立的。③正相关：即投射区的大小与不同体表部位的感觉灵敏度呈正相关，感觉越精细、越敏感的部位（如拇指、示指）在中央后回的代表区越大（图 10-8）。

考点：体表感觉区的位置、投射规律

此外，在中央前回与岛叶之间还有第二体表感觉区，其感觉投射为双侧性，空间分布是正立的，定位较差。该区可能与痛觉有关。

（二）内脏感觉区和本体感觉区

1. 内脏感觉代表区　位于大脑皮质的体表第一、第二感觉代表区、运动辅助区和大脑边缘系统等部分。但投射区小，且不集中。这可能是内脏感觉性质模糊、定位不准确的原因。

2. 本体感觉区　中央前回既是运动区，也是肌肉、关节本体感觉（运动觉）的代表区。它们接受来自肌肉、肌腱和关节处的感觉信息，以感知身体在空间的位置、姿势、运动状态和运动方向。

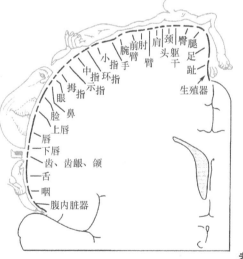

图 10-8　大脑皮质的感觉区

（三）特殊感觉区

1. 视觉区　位于枕叶皮质内侧面距状裂的上下缘，一侧皮质接受同侧眼颞侧视网膜和对侧眼鼻侧视网膜的投射纤维。一侧皮质受损时，引起两眼对侧偏盲；双侧枕叶皮质受损时引起全盲。

考点：视听感觉区的位置

2. 听觉区　位于颞横回和颞上回。呈双侧性的，即一侧皮质代表区接受双侧耳蜗感觉传入投射。故一侧颞叶受损不会导致全聋。

3. 嗅觉区　位于边缘叶的前底部。

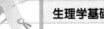

4. 味觉区 味觉投射区在中央后回头面部感觉投射区的下侧。

四、痛　觉

痛觉是机体受到伤害性刺激时产生的一种不愉快感觉，常伴有情绪变化和防御反应。痛觉是机体受到伤害性刺激的警报信号，对机体具有保护作用。痛觉产生的疼痛也是许多疾病的共同症状，临床工作中认识疼痛产生的原因和规律，对于疾病的诊断和治疗具有重要的意义。

（一）痛觉感受器及其刺激

痛觉感受器是游离神经末梢。其特征是无适宜刺激和不易产生适应性。任何形式的刺激达到一定强度而成为伤害性刺激时，首先引起组织释放某些致痛物质（例如 K^+、H^+、组胺、缓激肽、5- 羟色胺等），作用于游离神经末梢使其去极化，继而产生神经冲动传入中枢引起痛觉或痛觉过敏。

（二）皮肤痛觉

当伤害性刺激作用于皮肤的游离神经末梢时，可先后出现两种不同性质的痛觉，即快痛和慢痛。快痛是受到刺激时立即发生的尖锐的"刺痛"，感觉清晰，定位明确，出现快，消失快；慢痛一般在到刺激后 0.5～1.0 秒才感觉到"烧灼痛"，定位不清、持续时间较长，痛感强烈难以忍受，常伴有不愉快的情绪反应和心血管、呼吸等方面的改变。

（三）内脏痛与牵涉痛

1. 内脏痛 是指伤害性刺激作用于内脏痛觉感受器时引起的疼痛感觉。与皮肤痛比较，内脏痛具有以下特征：①疼痛发生缓慢、持续时间较长。②定位不精确、对刺激的分辨力差。③对机械牵拉、缺血、痉挛、炎症等刺激敏感，而对切割、烧灼等刺激不敏感。④有明显不愉快的情绪反应，常伴有牵涉痛。

2. 牵涉痛 是指由于内脏疾病引起的体表某一特定部位发生疼痛或痛觉过敏现象。由于牵涉痛的体表放射部位比较固定，因而在临床上常提示某些疾病的发生。常见内脏疾病牵涉痛发生的部位，见表 10-3。

表 10-3 常见内脏疾病牵涉痛的部位

内脏疾病	牵涉痛部位
心肌缺血	心前区、左肩、左上臂
胆囊炎、胆石症	右肩胛区
阑尾炎	脐周或上腹部
肾结石	腹股沟区
输尿管结石	睾丸
胃溃疡、胰腺炎	左上腹和肩胛间

考点：内脏痛觉特点、牵涉痛概念

链接

痛觉和安慰剂效应

疼痛不同于其他感觉，它是临床上最常见的症状之一。临床上给某些手术后疼痛的病人使用安慰剂（如生理盐水）代替镇痛药，可暂时缓解疼痛。实验表明，阿片受体拮抗药纳洛酮能阻断安慰剂的镇痛效应，就像阻断吗啡的镇痛效应一样，而吗啡却是镇痛药。用安慰剂治疗所起的效应可能是激活脑内的内源性镇痛系统，所以安慰剂可暂时缓解疼痛。

第3节　神经系统对躯体运动的调节

人类在生活和劳动中所进行的各种躯体运动，都是以骨骼肌收缩和舒张为基础的。而骨骼肌的收缩和舒张又都是在神经系统的控制下完成的。神经系统对躯体运动的调节是复杂的反射活动，其中调节躯体运动的最基本中枢在脊髓，最高级中枢在大脑皮质。

一、兴奋由神经向肌肉的传递

兴奋由神经向肌肉的传递是通过神经 - 肌肉接头来实现的。

（一）神经 - 肌肉接头

神经 - 肌肉接头是指运动神经元的轴突末梢与骨骼肌肌纤维相连接的部位。其结构与突触相似，由接头前膜（运动神经元轴突末梢膜）、接头间隙和接头后膜（骨骼肌细胞膜，又称终板膜）组成（图 10-9）。运动神经元在与肌纤维接近的部位没有髓鞘，末端膨大形成接头小体。接头小体内含丰富的接头囊泡，囊泡内含乙酰胆碱（ACh）神经递质。接头后膜上有 N_2 型 ACh 受体和水解 ACh 的胆碱酯酶。

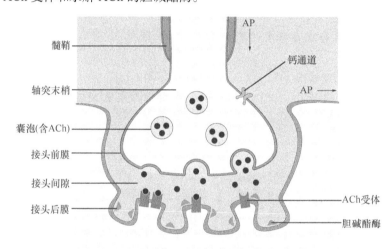

图 10-9　神经 - 骨骼肌接头的结构与化学传递过程

（二）神经 - 肌肉接头兴奋传递过程

神经 - 肌肉接头兴奋传递的基本过程：运动神经纤维兴奋→接头前膜去极化，Ca^{2+} 通道打开，Ca^{2+} 内流→ Ca^{2+} 使囊泡前移与接头前膜融合→接头前膜出胞释放 Ach 神经递质→ ACh 与终板膜 N_2 型 ACh 受体结合→终板膜 Na^+ 内流 >K^+ 外流→终板膜去极化（终板电位）→终板电位为局部电位，呈电紧张传播至邻近普通肌细胞膜→肌细胞膜去极化，总和达阈电位→肌细胞膜产生动作电位（兴奋）。肌细胞再经兴奋收缩耦联，引起收缩。

考点：神经 - 肌肉接头处兴奋传递过程

接头前膜释放的 ACh 完成信息传递后，很快被胆碱酯酶水解而清除其作用，使终板膜恢复到接受新兴奋传递的状态。某些化学物质或药物，如有机磷、新斯的明等可分解胆碱酯酶使之失去活性，致使 ACh 不能及时水解而引起肌肉的持续收缩。还有一些药物，如筒箭毒等能与 ACh 竞争接头后膜上的 ACh 受体，阻断 ACh 的作用，引起肌肉松弛，外科手术时常用筒箭毒作为肌肉松弛剂。

链接

护理应用

1. 肉毒杆菌毒素，可抑制 ACh 的释放，引起神经 - 肌肉兴奋传递阻滞，故中毒者可出现肌肉麻痹。

2.接头后膜上 ACh 受体数目减少,使肌细胞难以兴奋,可出现重症肌无力。

二、脊髓对躯体运动的调节

脊髓是躯体运动调节的最基本中枢。脊髓前角中存在 α、γ 运动神经元,它们的轴突经前根离开脊髓构成躯体运动神经纤维,直接到达所支配的肌肉。α 神经元胞体较大,神经纤维较粗,支配骨骼肌纤维。由一个 α 神经元和其所支配的全部肌纤维所组成的功能单位,称为运动单位。γ 运动神经元胞体较小,分散在 α 神经元之间,γ 运动神经元发出纤维支配梭内肌纤维,从而调节肌梭对牵拉刺激的敏感性。脊髓对躯体运动的调节是以牵张反射方式实现的。

考点:牵张反射的概念、分类、意义及特点

(一)牵张反射

有完整神经支配的骨骼肌在受到外力牵拉伸长时,引起的被牵拉的同一肌肉收缩的反射称牵张反射。

1.牵张反射的类型 牵张反射有腱反射和肌紧张两种类型。

(1)腱反射:指快速牵拉肌腱时发生的牵张反射,表现为被牵拉肌肉迅速而明显地缩短。如膝反射,当叩击股四头肌肌腱时,股四头肌因受到牵拉而发生快速的反射性收缩。腱反射是单突触反射,受高位中枢的控制。临床上常通过腱反射的检查,来了解神经系统的功能状态(表 10-4)。若腱反射减弱或消失,说明该反射的反射弧完整性受到破坏;如腱反射亢进,则说明控制腱反射的高级中枢的作用减弱,病变在高位中枢的某个部位。

表 10-4　常见的腱反射

反射名称	传入神经	反射中枢	传出神经	效应器	检查方法	正常表现
肱二头肌反射	肌皮神经	颈髓 5 ~ 6 节段	肌皮神经	肱二头肌	叩击肱二头肌肌腱	前臂快速屈曲
肱三头肌反射	桡神经	颈髓 7 ~ 8 节段	桡神经	肱三头肌	叩击肱三头肌肌腱	肘关节伸展
膝反射	股神经	腰髓 2 ~ 4 节段	股神经	股四头肌	叩击股四头肌肌腱	膝关节伸展
跟腱反射	胫神经	骶髓 1 ~ 2 节段	胫神经	腓肠肌	叩击跟腱	踝关节跖屈

(2)肌紧张:指缓慢持续牵拉肌腱时发生的牵张反射。表现为受牵拉的肌肉微弱而持久的紧张性收缩。肌紧张是多突触反射,不易疲劳,但收缩力量不大,如人体处于直立位时,抗重力肌(伸肌)为对抗重力的持续牵拉发生的牵张反射。肌紧张是维持躯体姿势最基本的反射活动,是姿势反射的基础。

2.牵张反射的反射弧 感受器是肌梭(图 10-10)。肌梭位于一般肌纤维之间,呈梭形,长约数毫米,能感受牵拉刺激或肌肉长度变化。肌梭外包一层结缔组织囊,囊内所含 6 ~ 12 根肌纤维称为梭内肌纤维,囊外一般肌纤维则为梭外肌纤维。梭内肌纤维位于肌梭的两端,感受器装置呈螺旋状位于中央,当肌肉受外力牵拉时,梭内肌感受装置被拉长发生兴奋,

神经冲动沿肌梭的传入纤维进入脊髓，引起支配同一肌肉的前角 α 运动神经元兴奋，通过 α 传出纤维发放冲动导致被牵拉的梭外肌收缩。牵张反射的特点是感受器与效应器都在同一块肌肉中。

　　γ 运动神经元在高位中枢作用下兴奋时，其冲动经 γ 传出纤维引起梭内肌收缩，提高肌梭感受器对牵拉刺激的敏感性，这一反射途径称 γ- 环路。

　　腱反射和肌紧张的比较，见表 10-5。

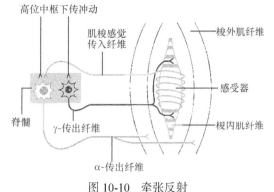

图 10-10　牵张反射

表 10-5　腱反射与肌紧张比较

项目	腱反射	肌紧张
概念	快速牵拉肌腱时发生的牵张反射	缓慢持续牵拉肌腱时发生的牵张反射
表现	被牵拉的肌肉迅速而明显的缩短	受牵拉的肌肉发生微弱而持久的紧张性收缩，阻止被拉长
意义	通过腱反射的检查，了解神经系统的某种功能状态	维持躯体姿势最基本的反射活动，是姿势反射的基础

（二）脊休克

　　有许多反射可在脊髓水平完成，但由于脊髓经常处于高位中枢的控制之下，故其本身具有的功能不易表现出来。当脊髓与高位脑中枢突然离断后，断面以下的脊髓会暂时丧失反射活动能力而进入无反应状态，这种现象称为脊休克。脊休克的主要表现：断面以下脊髓所支配的躯体和内脏的反射活动均减退或消失，如骨骼肌的紧张性降低甚至消失，外周血管扩张，血压下降，发汗反射消失，粪、尿潴留。之后，一些以脊髓为基本中枢的反射活动可逐渐恢复，恢复的速度与动物进化水平和个体发育状况有关。如蛙在脊髓离断后数分钟即可恢复；犬于数天后恢复；人类则需要数周以至数月才能恢复。脊休克的产生原因：离断面以下的脊髓突然失去高位中枢的易化作用，脊髓神经元的兴奋性极度降低而呈现出无反应的休克状态。

考点：脊休克的概念

三、脑干对躯体运动的调节

　　脑干对躯体运动的调节主要是通过脑干网状结构的易化区和抑制区的活动来实现的。在对肌紧张的平衡调节作用中，易化区的活动较抑制区略占优势。

（一）脑干网状结构易化区

　　脑干网状结构中具有加强肌紧张及肌肉运动作用的区域，称易化区，分布于延髓网状结构的背外侧部分、脑桥被盖、中脑中央灰质及被盖，也存在于脑干以外的下丘脑和丘脑中线核群等部位。从此区发放的下行神经冲动通过网状脊髓束和前庭脊髓束，使脊髓前角运动神经元兴奋，加强肌紧张，这一作用称为下行易化作用。

考点：脑干网状结构的易化和抑制作用

（二）脑干网状结构抑制区

　　位于延髓网状结构腹内侧部，抑制肌紧张和肌运动的部位称为抑制区。神经冲动从此区下传通过网状脊髓束，抑制运动神经元，从而抑制肌紧张，这一作用称为下行抑制作用。抑制区内的神经元活动需要大脑皮质运动区、纹状体和小脑前叶蚓部等脑干外部区域的下行始动作用。因此，在动物的中脑上、下丘之间切断脑干，动物会出现伸肌紧张亢进，表现为四肢伸直、头尾昂起、脊柱挺硬，这一现象称为去大脑僵直。

四、小脑对躯体运动的调节

考点：小脑的功能

根据与小脑的传出、传入纤维联系，可将小脑分为前庭小脑、脊髓小脑和皮质小脑三个部分，它们在躯体运动调节中起非常重要的作用。

（一）维持身体平衡

维持身体平衡是前庭小脑（古小脑）的功能。前庭小脑主要由绒球小结叶构成，此区受损的患者会出现平衡功能失调，表现为站立不稳、步态蹒跚、容易跌倒等。

（二）调节肌紧张

调节肌紧张是脊髓小脑（旧小脑）的功能。脊髓小脑由小脑前叶和后叶中间带构成，包括易化和抑制两方面作用。在进化过程中，小脑对肌紧张的抑制作用逐渐减弱，而易化作用则逐渐增强。因此，人类小脑损伤后主要表现为肌张力减弱、肌无力等。

（三）协调随意运动

协调随意运动是皮质小脑（新小脑）的功能。皮质小脑由小脑后叶的外侧部构成。这一功能的实现与大、小脑之间的反馈环路和皮质小脑自身的反馈环路关系密切，参与随意运动的设计和编程，使运动逐步协调和熟练起来。该部受损会出现共济失调，主要表现为各种协调性动作障碍，病人不能完成打字、弹琴等相关的精巧活动。

五、基底神经节对躯体运动的调节

基底神经节又称基底核，主要包括纹状体、丘脑底核和黑质。基底神经节的主要功能：调节随意运动的稳定、控制肌张力、处理本体感觉传入的信息。基底神经节受损后，主要表现可以分为两类疾病：一是运动过少而肌张力过强性疾病，如帕金森病（震颤麻痹），表现为全身肌紧张升高、肌肉强直、随意运动减少、动作缓慢、面部表情呆板（面具脸）、静止性震颤等。二是运动过多而肌张力不全性疾病，如舞蹈病和手足徐动症等，临床表现为不随意的上肢和头部的舞蹈样动作及肌张力降低。

六、大脑皮质对躯体运动的调节

大脑皮质是调节控制躯体运动的最高级中枢，如果人的大脑皮质运动区受损，则会出现随意运动严重障碍，肢体肌肉麻痹，并伴有痉挛。

（一）大脑皮质运动区

考点：大脑皮质运动区的位置和支配规律

大脑皮质运动区主要在中央前回。该区控制随意运动的特征：①交叉支配：即一侧皮质支配对侧躯体的肌肉活动，但头面部多为双侧支配。②运动区定位上下倒置安排：即支配下肢肌肉运动区位于中央前回的顶部，上肢肌肉运动区位于中央前回中部，头面部肌肉代表区位于中央前回底部，但头面部代表区内部的安排仍为正立。③功能定位精细：运动区大小与运动的精细程度呈正性相关，即运动越精细的肌肉在皮质的代表区越大，如手运动灵巧复杂，所以以手部代表区的面积非常大（图10-11）。

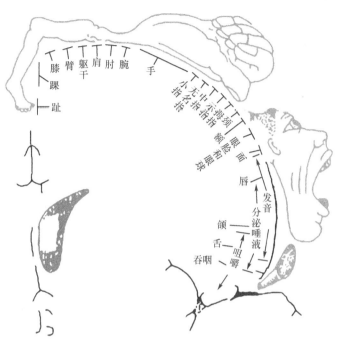

图 10-11 大脑皮质运动区

（二）运动传导通路

大脑皮质运动区是通过运动传导通路对躯体运动实现调节的。运动传导通路包括锥体系和锥体外系两个系统。

锥体系是指皮质脊髓束和皮质脑干束。大脑皮质的运动神经元常称为上运动神经元，脊髓前角和脑神经运动核内的神经元常称为下运动神经元。锥体系的主要功能是传达大脑皮质运动区的指令，管理头面部、躯干和四肢的随意运动。

考点：锥体系和锥体外系的功能

锥体外系是指起源于大脑皮质广泛区域的、锥体系以外的所有控制脊髓运动神经元活动的下行通路，主要功能是调节肌紧张和肌群的协调动作。

第 4 节　神经系统对内脏活动的调节

案例 10-2

患者 40 岁。夜间急诊科就诊。患者处传来浓烈农药味。体格检查发现，患者烦躁不安，无自觉意识，颜面和四肢肌肉不时出现颤动，瞳孔如针尖样，呼吸急促，呼吸频率 30/min，呼出气有浓烈的大蒜味，心率 130/min，血压 150/90mmHg，大汗淋漓，口角有唾液流出，多次呕吐。诊断：急性有机磷中毒。

问题：1. 有机磷杀虫药中毒为什么会出现肌肉颤动、针尖样瞳孔、大汗淋漓等症状？

　　　2. 作为护士，面对中毒的患者可采取什么措施？为什么？

神经系统对内脏活动的调节是通过自主神经系统来完成的。自主神经系统又称内脏神经系统或植物性神经系统，按其结构和功能可分为交感神经和副交感神经两部分。它们分布于内脏、心血管和腺体，并调节这些器官的功能（图 10-12）。

一、自主神经系统的结构特征

交感神经和副交感神经从中枢至效应器，需要在自主神经节内换神经元。节前神经元胞体位于中枢，其轴突组成节前纤维到达神经节内换元，节内神经元的轴突组成节后纤维支配效应器。但肾上腺髓质直接接受交感神经节前纤维的支配。交感神经和副交感神经的结构特征（表 10-6，图 10-12）。

表 10-6　交感神经与副交感神经的结构特征

	交感神经	副交感神经
中枢起源	脊髓胸腰段（$T_1 \sim L_3$）灰质侧角	脑干和脊髓骶段（$S_2 \sim S_4$）
节前纤维	短、支配肾上腺髓质	长
节后纤维	长、支配效应器官	短、支配效应器官
分布	广泛，几乎所有的内脏都受交感神经支配	局限（皮肤和肌肉的血管、汗腺、竖毛肌、肾脏和肾上腺髓质无副交感神经）
反应范围	广泛，因为一根交感节前纤维往往和多个交感神经节内神经元发生突触联系	局限

考点：交感神经、副交感神经的主要功能及生理意义

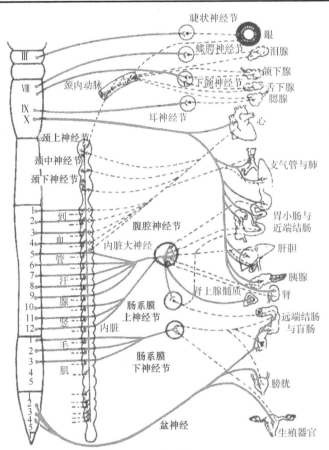

图 10-12　自主神经系统结构

—．节前纤维；----．节后纤维

二、自主神经系统的功能

（一）自主神经系统的功能特点

1. 具有紧张性作用　表现为自主神经对内脏器官发放低频神经冲动，使内脏器官维持一定的活动状态。如切断支配心脏的迷走神经，则出现心率增加；切断支配心脏的交感神经，则心率减慢。

2. 双重神经支配　多数器官接受交感神经和副交感神经双重支配，且其功能相互拮抗，如迷走神经对心脏有抑制作用，而交感神经对心脏则发挥兴奋作用；但汗腺、竖毛肌、肾上腺髓质只受单一的交感神经支配。

3. 与效应器本身的功能状态有关　例如，刺激交感神经可抑制未孕动物的子宫平滑肌，但可兴奋有孕动物的子宫平滑肌。

4. 对整体功能的调节意义　交感神经系统的活动一般比较广泛，在急骤变化的环境中，它可以动员机体许多器官组织的潜在功能，促使机体适应环境的急变。如在剧烈的肌肉活动、窒息、失血或冷冻等应急情况下，交感神经系统活动明显增强，同时常伴有肾上腺髓质的分泌增多，表现出一系列交感-肾上腺髓质系统亢进的现象，包括心跳加强加快，血液循环加快，血压升高；皮肤与腹腔内脏血管收缩，血液储存库释放血液以增加循环血量及红细胞数，呼吸加深加快，肺通气量增多；肝糖原分解加速以及血糖浓度上升等。副交感神经系统的活动相对比较局限，而且因为它常伴有胰岛素的分泌，又称为迷走-胰岛素系统。其整个系统活动的意义主要在于保护机体、休整恢复、促进消化、积蓄能量以及加强排泄和生殖功能等。

（二）自主神经系统的主要功能

自主神经系统的功能在以前的章节中已做过介绍，现将其主要功能按人体组织器官的不同列表 10-7。

表 10-7　自主神经系统的主要功能

器官	交感神经	副交感神经
循环系统	心跳加快加强，皮肤和内脏血管收缩，血压升高	心跳减慢减弱，血压降低
呼吸系统	呼吸道平滑肌舒张	呼吸道平滑肌收缩
消化系统	胃肠平滑肌的活动减弱，括约肌收缩	胃肠平滑肌的活动加强，括约肌舒张
泌尿生殖系统	膀胱逼尿肌舒张，尿道内括约肌收缩，抑制排尿；未孕子宫平滑肌舒张，已孕子宫平滑肌收缩	膀胱逼尿肌收缩，尿道内括约肌舒张，促进排尿
汗腺	分泌增加、竖毛肌收缩	
代谢、内分泌	糖原分解增加，肾上腺髓质分泌增加	胰岛分泌增加，糖原合成增加

三、自主神经的递质和受体

自主神经对内脏器官的调节是通过神经末梢释放神经递质与其效应器细胞膜上的受体结合来实现的（图 10-13）。

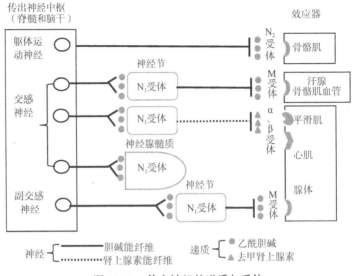

图 10-13 传出神经的递质与受体

（一）自主神经的递质

自主神经的递质属于外周神经递质，主要有乙酰胆碱（ACh）和去甲肾上腺素（NE）。根据所释放递质种类的不同，将自主神经纤维分为两类：胆碱能纤维（释放乙酰胆碱递质的神经纤维）和肾上腺素能纤维（释放去甲肾上腺素递质的神经纤维），见表 10-8。此外，躯体运动神经纤维也属于胆碱能纤维。

表 10-8　胆碱能和肾上腺素能纤维的分布

纤维名称	释放递质	分布
胆碱能纤维	ACh	交感神经和副交感神经的节前纤维
		副交感神经的节后纤维
		少数交感神经节后纤维（汗腺和骨骼肌舒血管）
		躯体运动神经纤维
肾上腺素能纤维	NE	大部分交感神经节后纤维

（二）自主神经的受体

1. 胆碱能受体　能与乙酰胆碱结合的受体称为胆碱能受体，可分为毒蕈碱受体和烟碱受体两类（表 10-9）。

表 10-9　胆碱能受体和肾上腺素能受体的分型及阻断剂

	胆碱能受体		肾上腺素能受体	
受体类型	M 受体	N 受体	α 受体	β 受体
阻断剂	阿托品	筒箭毒碱	酚妥拉明	普萘洛尔

（1）毒蕈碱受体（M 受体）：分布于副交感神经节后纤维和交感神经胆碱能节后纤维所支配的效应器细胞膜上。ACh 和 M 受体结合所产生的生理效应称为毒蕈碱样作用，简称 M

样作用。表现为自主神经节后胆碱能纤维兴奋的效应，如支气管和胃肠道平滑肌、瞳孔括约肌、膀胱逼尿肌的收缩，心脏活动抑制，胃肠、胆管、膀胱括约肌舒张，消化腺、汗腺分泌，骨骼肌血管舒张等。这些作用可被阿托品阻断，阿托品是 M 受体的阻断剂。

（2）烟碱受体（N 受体）：烟碱受体分为 N_1 受体和 N_2 受体两类。N_1 受体分布于自主神经节突触后膜上，N_2 受体分布于骨骼肌的终板膜上。ACh 与 N 受体结合产生的生理效应称为烟碱样作用，简称 N 样作用。表现为自主神经节后纤维以及骨骼肌的兴奋。六烃季胺主要阻断 N_1 受体，十烃季胺主要阻断 N_2 受体，筒箭毒碱可阻断 N_1 受体和 N_2 受体。

2. 肾上腺素能受体　能与儿茶酚胺类物质（包括肾上腺素、去甲肾上腺素）结合的受体称为肾上腺素能受体，可分为 α 受体和 β 受体（表 10-9）。

（1）α 受体：肾上腺素和去甲肾上腺素与 α 受体结合后对平滑肌主要产生兴奋性效应，如血管收缩、子宫收缩、瞳孔开大肌收缩等；但对小肠则为抑制性效应，使小肠平滑肌舒张。酚妥拉明是 α 受体的阻断剂。

（2）β 受体：β 受体主要有 β_1、β_2 两种亚型。β_1 受体主要分布在心肌，它与肾上腺素和去甲肾上腺素结合后产生兴奋效应，使心率加快，心肌收缩力增强。β_2 受体分布于支气管、胃、肠、子宫及许多血管平滑肌细胞上，肾上腺素和去甲肾上腺素与 β_2 受体结合后主要产生抑制效应，使冠状血管、骨骼肌血管、支气管等平滑肌舒张。β 受体的阻断剂是普萘洛尔（心得安）。

四、内脏活动的中枢调节

中枢神经系统内，脊髓、脑干、下丘脑和大脑皮质的各部位对内脏活动都有一定的调节作用。

（一）脊髓

脊髓是调节内脏活动的低级中枢，可以完成基本的血管张力反射、发汗反射、排尿反射、排便反射及勃起反射等活动的调节。平时脊髓的这些反射调节受高位中枢的控制。

（二）脑干

延髓可以初步完成如循环、呼吸等基本生命反射的调节，有"生命中枢"之称；脑桥有呼吸调整中枢、角膜反射中枢等；中脑有瞳孔对光反射中枢。

（三）下丘脑

下丘脑可将内脏活动、内分泌活动和躯体活动联系起来，"全方位"调节机体的摄食、水平衡、体温、内分泌、生物节律和情绪反应等许多重要的生理功能，具有广泛、综合和多变的特点，是内脏活动调节的较高级中枢。

（四）大脑皮质对内脏活动的调节

大脑皮质的边缘叶（扣带回、胼胝体、海马、海马回）连同其密切联系的皮质与皮质下结构统称为边缘系统，它是调节内脏活动的重要中枢，又称为内脏脑。刺激边缘系统的不同区域，可引起瞳孔、呼吸、胃肠运动和膀胱收缩的不同的功能反应。边缘系统还与记忆、食欲、生殖、防御及情绪反应等密切相关。

链接

自主神经功能失调

自主神经功能失调是在外界因素长期作用下，高级神经中枢过分紧张，因而导致中枢神经系统和自主神经系统功能紊乱。患者常见头痛、失眠、记忆力减退及心血管、胃肠神经系统功能失调的症状。其临床表现特点是身体没有明显的器质性改变，但病情加重或反复，常伴有焦虑、紧张、抑郁等情绪变化，按冠心病、胃炎等器质性疾病治疗无效。医护工作者在实践中，应重视病人的心理护理与治疗，注意社会心理因素对内脏功能的影响，以帮助病人增进和恢复健康。

第 5 节　脑的高级功能

人脑的高级功能除了觉醒与睡眠以外，还有条件反射、学习与记忆、语言、思维等。

案例 10-3

小伟骑摩托车出现交通事故造成脑外伤而进行了开颅手术，术后小伟能听懂别人讲话，却不能自己讲话。

问题：1. 小伟外伤后出现的这种情况与脑的哪些功能有关系？
　　　2. 试述大脑皮质有哪些与语言相关的中枢？

一、学习与记忆

学习与记忆是两个互相联系的神经活动过程。学习是记忆的前提，记忆是学习的结果。

（一）学习

学习是指人或动物从外界获取新信息的过程，学习的过程就是建立条件反射的过程。

1. 条件反射的建立　巴甫洛夫将反射分为非条件反射和条件反射两类。条件反射是机体活动过程中，在非条件反射的基础上建立起来的，也可以通过实验训练形成。其数量是无限的，可以建立，也可以消退。

经典条件反射的建立是巴甫洛夫在动物实验中总结出来的：给狗吃食物会引起唾液分泌，这是非条件反射，食物就是非条件刺激。给狗以铃声则不会引起唾液分泌，因为铃声与食物无关，这种情况下铃声为无关刺激。如果每次给狗吃食物之前先给铃声刺激，然后再给食物，反复多次后，一听到铃声，狗就会出现唾液分泌。铃声本来是无关刺激，由于多次与食物（非条件刺激）结合应用，铃声具有了引起唾液分泌的作用，此时铃声已成为进食的信号，即由无关刺激转变成信号刺激或条件刺激。这种由条件刺激引起的反射称为条件反射。可见，条件反射是在后天生活中形成的。形成条件反射的基础就是无关刺激与非条件刺激在时间上的结合，这个过程称为强化。任何无关刺激与非条件刺激结合应用，都可以形成条件反射。如果反复应用条件刺激而不给予非条件刺激强化，条件反射就会逐渐减弱，最后完全不出现，称为条件反射的消退。

考点：第二信号系统概念及特点

2. 两种信号系统　条件反射的信号刺激种类和数目很多，大体上可分为两大类：一类是有具体物象，以其信号本身的理化性质发挥刺激作用，称为第一信号，如声音、光线、气味、形状等；另一类是相应的抽象语言和文字，以其信号所代表的涵义发挥刺激作用，称为第二信号。

在人类，可由现实具体的信号作为条件刺激建立条件反射，也可由抽象的语词代替具体的信号形成条件反射。大脑皮质对第一信号发生反应的功能系统称为第一信号系统，是人类和动物共有的；大脑皮质对第二信号发生反应的功能系统称为第二信号系统，人类所特有的，是区别于动物的主要特征。由于第二信号系统可影响人体的生理和心理活动，作为医护工作者，不仅要重视药物、手术等治疗作用，还应注意语言、文字对病人的影响。

（二）记忆

记忆则是将学习中获得信息进行贮存和提取（再现）的神经活动过程。人类的记忆过程可以细分为四个阶段，即感觉性记忆、第一级记忆、第二级记忆和第三级记忆。前两者为短时性记忆，后两者为长时性记忆。在短时记忆中，信息在脑内贮存是不牢固的，很快被遗忘，但如果通过反复的运用，最后可形成牢固的记忆，不易遗忘，甚至终生不忘。因此，我们在学习过程中，为保持记忆反复学习是很重要的。

二、大脑皮质的语言活动功能

语言是人类大脑皮质重要的高级功能之一，大脑皮质一定区域的损伤，可导致特有的语言功能障碍。与各种语言功能活动有关的大脑皮质区域，称为语言中枢（图10-14）。

人类大脑皮质某一语言中枢的损伤，会引起相应的语言功能障碍（表10-10）。

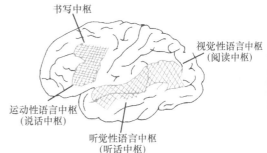

图 10-14　大脑皮质与语言功能有关的主要区域

考点：大脑皮质语言区及损伤后的语言障碍

表 10-10　大脑皮质的语言中枢部位及损伤后语言障碍

语言中枢	中枢部位	损伤后语言障碍
语言运动区（Broca 区）	中央前回底部前方	运动性失语症（能读、能听、能写、不能讲话）
语言听觉区	颞上回后部	感觉性失语症（能说、能看、能写、听不懂谈话）
语言书写区	额中回后部	失写症（能听、能说、能看、不能书写）
语言视觉区	角回	失读症（能听、能说、能写、读不懂文字含义）

链接

阿尔茨海默病

阿尔茨海默病（AD）又称老年痴呆，多发于 65 岁以上的老年人。临床表现为进行性的认知和记忆功能障碍。AD 的典型神经病理学改变是大脑皮质及皮质下脑区神经元及突触的丢失。受累颞叶、顶叶、部分额叶及扣带回皮质弥漫性萎缩，显微镜下清晰可见淀粉样斑块。由于发病机制不清，临床上治疗此病的效果不佳。

三、脑　电　图

应用电生理学方法，可在大脑皮质记录到两种不同形式的脑电活动，即自发脑电活动和诱发电位。在无明显外来刺激的情况下，大脑皮质经常性自发产生节律性的电位变化，这种电位变化称为自发脑电活动。临床上使用脑电图机在头皮表面用双极或单极导联记录法，记录到的脑电活动的波形，称为脑电图（EEG）。诱发电位是感觉传入系统或脑的某一部位受到刺激时，在大脑皮质某一部位引出的较局限的电位变化，称为皮质诱发电位。

正常脑电图的波形不规则，根据其频率、波幅的不同，可将脑电波分为 α、β、θ 和 δ 四种基本波形（图 10-15，表 10-11）。

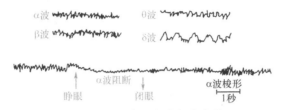

图 10-15 正常脑电波各种波形

表 10-11 正常人脑电图的基本波形

脑电波	频率 (/s)	波幅 (μV)	出现时状态
α 波	8 ～ 13	20 ～ 100	安静闭目清醒时，在枕叶明显
β 波	14 ～ 30	5 ～ 20	紧张活动时，在额、顶叶明显
θ 波	4 ～ 7	100 ～ 150	成人疲倦时
δ 波	0.5 ～ 3	20 ～ 200	成人熟睡眠时

一般情况下，脑电波随大脑皮质不同的生理情况而变化。当有许多皮质神经元的电活动趋于一致时，就出现低频率高振幅的波形，这种现象称为同步化；当皮质神经元的电活动不一致时，就出现高频率低振幅的波形，称为去同步化。一般认为，大脑细胞兴奋性增强时出现低幅快波；当大脑皮质抑制时，出现高幅慢波。脑电图在临床上有一定的诊断价值，如癫痫患者或皮质有占位性病变（如脑瘤）的病人，脑电波会发生改变。

四、觉醒与睡眠

觉醒与睡眠是人体生命活动中必不可少的两个生理过程，是人类生存的必要条件。

（一）觉醒

觉醒时机体能进行各种脑力和体力活动，包括脑电觉醒和行为觉醒两种，脑电觉醒指睡眠时的同步化慢波变为觉醒时的去同步化快波，行为觉醒指机体觉醒时的各种行为。

（二）睡眠

考点：睡眠时相及其生理意义

睡眠时机体的意识暂时丧失，失去对环境的精确适应能力。睡眠的主要功能是促进体力和精力的恢复。人的一生中大约有三分之一的时间是在睡眠中度过。成年人每天所需睡眠时间 7 ～ 9 小时，老年人需 5 ～ 7 小时，儿童需要睡眠时间 10 ～ 12 小时，新生儿需 18 ～ 20 小时。

睡眠有慢波睡眠和快波睡眠两种时相。慢波睡眠脑电图表现为同步化慢波，常变换体位，易唤醒。快波睡眠脑电图表现为去同步化快波，与觉醒时相似，但在行为表现上却处于熟睡状态，又称为异相睡眠。在整个睡眠过程中，慢波睡眠与快波睡眠相互交替进行。

实验证明，在慢波睡眠中生长素分泌明显增多，有利于促进机体生长和体力恢复。异相睡眠中，生长激素分泌减少，而脑的耗氧量增加、血流量增多，脑内蛋白质合成加快。

由此认为，异相睡眠与幼儿神经系统的成熟有密切的关系，可能有利于建立新的突触联系，促进学习记忆和精力恢复。异相睡眠期间会做梦，并会出现间断的阵发性眼球快速运动、血压升高、心率加快、呼吸快而不规则以及部分躯体抽动等表现，这可能与某些疾病易于在夜间发作有关，如夜间心绞痛发作、哮喘、阻塞性肺气肿的缺氧发作等。

小结

　　神经系统是人体最重要的调节系统，神经元之间通过突触进行信息传递来完成机体的各种功能调节。感觉信息由特异性和非特异性两大投射系统来传递，以完成各种感觉的分析功能；中枢多处都存在躯体运动调节中枢，脊髓是躯体运动最基本的反射中枢，锥体系统和锥体外系统是大脑皮质调节躯体运动的两大运动传导通路；自主神经系统包括交感神经系统和副交感神经系统，机体绝大多数内脏同时接受交感神经和副交感神经的双重支配；人类的学习与记忆、语言、觉醒与睡眠等活动均属大脑皮质的高级功能，条件反射是大脑皮质活动的基本方式。

 自 测 题

一、名词解释

1. 突触　2. 神经递质　3. 牵涉痛　4. 牵张反射

5. 脊休克　6. 腱反射　7. 特异性投射系统

8. 胆碱受体　9. M 样作用　10. 第二信号系统

二、填空题

1. 神经元是神经系统的基本_____和_____单位。

2. 神经纤维传导兴奋的特征是_____、_____、_____和_____。

3. 中枢抑制根据产生的部位不同可分为_____和_____。

4. 经过丘脑的感觉投射系统可以分为_____和_____两个。

5. 全身体表感觉主要投射到_____，称为_____。视觉代表区位于_____；听觉代表区位于_____。

6. 内脏痛的特点包括_____、_____、_____和_____。

7. 小脑对躯体运动的主要调节功能是_____、_____和_____。

8. 大脑皮质对躯体运动的调节是通过_____和_____实现的。

9. 自主神经系统的主要递质是_____和_____。

10. 肾上腺素受体主要分_____和_____两型。

11. 按频率快慢将脑电图分为_____、_____、_____和_____四种波形。

12. 睡眠时交替出现_____和_____两种时相。

三、选择题（A 型题）

1. 局部麻醉药普鲁卡因影响了神经纤维的（　　）

　A. 功能完整性　　　　B. 双向传导

　C. 绝缘性　　　　　　D. 单向传导

　E. 结构完整性

2. 神经元兴奋在突触处的传递大多是（　　）

　A. 电紧张性扩布　　　B. 局部电流

　C. 化学传递　　　　　D. 局部体液

　E. 电信号传递

3. 兴奋性突触后电位是（　　）

　A. 动作电位　　　　　B. 静息电位

　C. 局部电位　　　　　D. 阈电位

　E. 以上都不是

4. 关于抑制性突触后电位的描述，正确的是（　　）

　A. 是突触后膜对 Na^+ 通透性增加

　B. 是去极化电位

　C. 具有全或无特征

D. 是突触后膜对 K^+ 通透性增加

E. 突触后膜对 Cl^- 通透性增加

5. 不经过丘脑特异性投射系统的感觉传入是（　　）

    A. 体表感觉   B. 视觉

    C. 味觉   D. 听觉

    E. 嗅觉

6. 非特异性投射系统被阻断后，将会出现（　　）

    A. 脊休克   B. 偏瘫

    C. 昏睡   D. 去大脑僵值

    E. 肌痉挛

7. 丘脑特异性投射系统的功能是（　　）

    A. 维持大脑觉醒

    B. 调节肌紧张

    C. 调节内脏活动

    D. 引起特定感觉并激发大脑皮质发出神经冲动

    E. 协调肌群活动

8. 有关内脏痛的描述，错误的是（　　）

    A. 对缺血、牵拉等敏感

    B. 定位不精确

    C. 对切割和烧灼不敏感

    D. 牵涉痛的部位与内脏疾病无固定关系

    E. 有助于临床对疾病的诊断

9. 有机磷中毒时会出现（　　）

    A. 肌紧张下降   B. 重症肌无力

    C. 肌震颤   D. 肌松弛

    E. 肌萎缩

10. 脊休克发生的原因（　　）

    A. 传出神经纤维受损

    B. 脊髓受损

    C. 脊髓自身兴奋性增加

    D. 脊髓突然失去高位中枢的调控作用

    E. 传入神经纤维受损

11. 交感神经兴奋时引起（　　）

    A. 瞳孔开大肌收缩   B. 胃肠运动增强

    C. 支气管平滑肌收缩   D. 膀胱逼尿肌收缩

    E. 心脏活动抑制

12. 肾上腺素能纤维分布于（　　）

    A. 交感神经的大部分节后纤维

    B. 交感神经节前纤维

    C. 副交感神经节前纤维

    D. 副交感神经节后纤维

    E. 支配骨骼肌的运动神经纤维

13. 酚妥拉明是（　　）阻断剂

    A. α 受体   B. β 受体

    C. N 受体   D. γ 受体

    E. M 受体

四、简答题

1. 简述突触传递的基本过程。

2. 简述中枢兴奋扩布的特征。

3. 试述牵张反射的类型及生理意义。

4. 说出大脑皮质运动区的位置及功能特点。

5. 交感神经系统与副交感神经系统有哪些主要功能？

6. 胆碱能纤维包括哪些？

7. 简述胆碱能受体类型、分布及阻断剂。

（林艳华　张向东）

11

第11章 内分泌

大家知道激素对人体有多重要吗？它们与神经系统密切联系，相互配合，共同调节新陈代谢、生长发育和生殖等生命活动，对维持内环境稳态起着重要的作用。当激素分泌过多或不足时，会引起相应的疾病，如：侏儒症、巨人症、甲状腺功能亢进、糖尿病等。要想了解激素的作用，请注下看。

第1节 概　述

内分泌系统是由内分泌腺和存在于某些组织、器官中的内分泌细胞组成机体功能调节系统。人体内主要的内分泌腺有垂体、甲状腺、胰岛、肾上腺及性腺等（图11-1）。散在的内分泌细胞主要分布于胃肠道黏膜、心、肾和下丘脑等处。它们通过分泌的激素参与人体各种功能活动的调节，使各个系统活动适应内外环境的变化，维持内环境稳态。

考点：激素概念

激素是由内分泌腺或内分泌细胞分泌的高效生物活性物质。激素经血液循环转运至靶细胞的方式称为远距分泌；通过扩散进入周围组织液而作用于邻近细胞称为旁分泌；内分泌细胞所分泌的激素在局部扩散又返回作用于自身的方式称为自分泌；由神经细胞分泌的激素，经神经纤维轴浆运输至末梢而释放入血液，称为神经分泌。

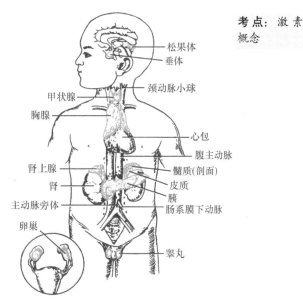

图 11-1　内分泌器官

松果体
垂体
颈动脉小球
甲状腺
胸腺
心包
腹主动脉
髓质(剖面)
皮质
胰
肠系膜下动脉
肾上腺
肾
主动脉旁体
卵巢
睾丸

一、激素的分类

激素按其化学性质可分为两大类。

考点：激素的分类

1. 含氮激素　人体内多数激素（胰岛素、肾上腺素、甲状腺激素等）属于此类，包括肽类、蛋白质类及胺类。此类激素易被消化酶破坏（甲状腺激素除外），临床应用一般需注射，不宜口服。

2. 类固醇激素　人体内肾上腺皮质激素与性激素属于此类。此类激素不易被消化酶破坏，可口服。

二、激素作用的一般特征

体内激素的种类繁多，对机体的物质代谢和能量代谢、细胞的分裂和分化、生殖及生长发育等诸多方面发挥作用，而且它们在发挥调节作用的过程中，都具有以下特征。

1. 特异性 激素只选择性地作用于其靶器官或靶细胞，即特异性。激素作用的特异性与靶细胞膜或胞质内存在能与该激素发生特异性结合的受体有关。

2. 信使作用 激素是一种信使物质或传讯分子，仅起传递信息的信使作用。激素只是增强或减弱靶细胞原有的生理效应，不能增添新功能，也不提供额外能量和改变成分。

3. 高效作用 激素在体液中含量很少，但作用明显，是高效能生物活性物质。某内分泌腺分泌的激素稍有波动，便可引起机体代谢或功能异常。

考点：激素的
允许作用

4. 相互作用 各种激素的作用不同，但可以相互影响，有的表现为相互增强，如生长素、肾上腺素、糖皮质激素及胰高血糖素均能升高血糖，在升糖效应上有协同作用；而有的表现为相互拮抗，如胰岛素降低血糖，与升高血糖的上述激素有拮抗作用；还有允许作用，某种激素本身并不能对某器官或细胞直接产生生理作用，但它的存在却是另一种激素产生效应的必备条件，例如，只有糖皮质激素存在时，去甲肾上腺素才能正常发挥其缩血管作用。

链接

荷 尔 蒙

荷尔蒙（hormone）源于希腊文，就是激素，意思是"兴奋、激活"，是人体内分泌细胞分泌的能调节生理平衡的激素的总称。荷尔蒙对人体新陈代谢、内环境稳态、器官间协调以及生长发育、生殖等起调节作用，它不但影响一个人的生长、发育及情绪表现，更是维持体内各器官系统功能活动的重要因素，它一旦失衡，身体便会出现病变。一个人是否身心健康，体内的荷尔蒙水平至关重要。

第2节　下丘脑与垂体

一、下丘脑与垂体的功能联系

下丘脑的一些神经元兼有内分泌细胞的作用，这些神经元主要存在于视上核、室旁核与"促垂体区"的核团内。视上核主要产生抗利尿激素（血管升压素），室旁核主要产生催产素；"促垂体区"肽能神经元主要分泌调节腺垂体功能的神经肽，称为下丘脑调节肽（表11-1）。

表 11-1　下丘脑调节肽及主要作用

种类	英文缩写	对腺垂体的主要作用
促甲状腺激素释放激素	TRH	促进促甲状腺激素的分泌
促性腺激素释放激素	GnRH	促进黄体生成素、促卵泡激素的分泌
生长激素抑制激素（生长抑素）	GHRIH	抑制生长激素的分泌
生长激素释放激素	GHRH	促进生长激素的分泌
促肾上腺皮质激素释放激素	CRH	促进促肾上腺皮质激素的分泌
催乳素释放肽	PRP	促进催乳素的分泌
催乳素抑制因子	PIF	抑制催乳素的分泌

垂体按结构和功能不同分为腺垂体与神经垂体两部分。下丘脑与垂体的联系非常密切，可分为下丘脑 - 腺垂体系统和下丘脑 - 神经垂体系统（图 11-2）。

（一）下丘脑 - 腺垂体系统

下丘脑与腺垂体之间有一套特殊的血管系统，即垂体 - 门脉系统，始于下丘脑正中隆起的毛细血管网，然后汇集成几条小血管下行，经垂体柄进入腺垂体，再形成毛细血管网。下丘脑促垂体区的神经元合成并分泌的调节肽经垂体 - 门脉系统运输至腺垂体，调节腺垂体的分泌活动，组成了下丘脑 - 腺垂体系统。

（二）下丘脑 - 神经垂体系统

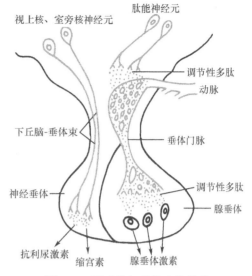

图 11-2　下丘脑与垂体功能联系

下丘脑的视上核和室旁核神经元发出至垂体的纤维，称为下丘脑 - 垂体束，通过漏斗的腹侧进入神经垂体。视上核和室旁核神经元合成的抗利尿激素和催产素，随下丘脑 - 垂体束的轴浆运输至神经垂体贮存，当机体需要时，由神经垂体释放入血，组成了下丘脑 - 神经垂体系统。

二、腺 垂 体

腺垂体分泌多种激素，直接作用于靶组织、靶细胞，或特异性作用于各自的外周靶腺。

1. 生长激素（GH）　GH 是腺垂体分泌量最多的一种激素。

（1）促进生长：GH 能刺激机体各组织器官的生长，特别是骨骼与肌肉的生长，故又称躯体刺激素。人幼年时 GH 分泌不足将出现生长发育停滞，身材特别矮小，但智力发育正常，称为侏儒症；相反，若幼年时 GH 分泌过多，则出现身材高大，称为巨人症。成年后，若 GH 分泌过多，因骨骺已钙化闭合，长骨不再增长，将引起肢端骨、颌面骨等向宽厚方向发展，以及软组织增生，从而出现手足粗大、下颌突出及内脏器官增大等现象，称为肢端肥大症（图 11-3）。

> **考点：**生长激素的主要生理作用

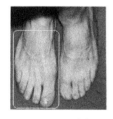
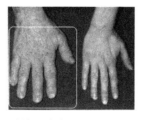

图 11-3　肢端肥大症

（2）调节代谢：GH 对代谢过程的作用主要是促进蛋白质合成、促进脂肪分解和抑制糖的利用而使血糖升高。因此，GH 长期分泌过多可使血糖升高，导致垂体性糖尿。

2. 催乳素（PRL）　PRL 在妊娠期和哺乳期显著升高，主要作用是促进乳腺发育生长，并引起和维持泌乳。在妊娠期，PRL、雌激素和孕激素分泌增加，使乳腺进一步发育成熟。但此时，雌激素和孕激素浓度过高可抑制 PRL 的泌乳作用，故乳腺虽具备泌乳能力但不分泌乳汁。分娩后，由于雌激素和孕激素浓度明显降低，PRL 才发挥泌乳的作用。小剂量的 PRL 能促进排卵和黄体生成，并刺激雌激素和孕激素分泌。

3. 促激素　腺垂体分泌促甲状腺激素（TSH）、促肾上腺皮质激素（ACTH）、促卵泡激素（FSH）和黄体生成素（LH）4 种垂体促激素。它们均有各自的靶腺，分别

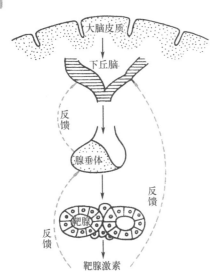

图 11-4　激素分泌的反馈调节
实线表示促进，虚线表示抑制

是甲状腺、肾上腺和性腺，腺垂体分泌的这些激素通过促进靶腺的生长发育和分泌而发挥作用，故将它们称为促激素。

腺垂体促激素的分泌既受下丘脑控制，同时也受血中靶腺激素浓度的影响，三者连成下丘脑 - 腺垂体 - 甲状腺轴、下丘脑 - 腺垂体 - 肾上腺皮质轴、下丘脑 - 腺垂体 - 性腺轴，构成激素活动的三级水平调节，从而使血中相关激素浓度保持相对稳定（图 11-4）。

三、神经垂体

神经垂体不能合成激素，只能贮存和释放血管升压素和催产素。

（一）血管升压素

血管升压素（VP）又称抗利尿激素（ADH），生理剂量主要是促进肾远曲小管和集合管对水的重吸收，使尿量减少（详见第 8 章），而对血压几乎没有调节作用。在大失血等情况下，血中 VP 的浓度明显升高，发挥收缩血管、升高血压的作用。

（二）缩宫素

缩宫素（OT）又称催产素，主要作用是在妇女分娩时刺激子宫强烈收缩和在哺乳期促进乳汁排出，但 OT 对非孕子宫作用较弱。雌激素对 OT 起着"允许作用"。临床上将 OT 用于引产和产后宫缩无力出血的治疗。

哺乳期乳腺不断分泌乳汁，贮存于乳腺腺泡。哺乳时，婴儿吸吮乳头的刺激传入下丘脑后，使贮存于神经垂体的 OT 释放入血，OT 促使乳汁射出，引起典型的神经 - 内分泌反射，称为射乳反射。

第 3 节　甲状腺与甲状旁腺

甲状腺是人体最大的内分泌腺，主要由腺泡细胞组成。腺泡上皮细胞是甲状腺激素合成与释放的部位，而腺泡腔是激素的贮存库。腺泡之间散在的滤泡旁细胞（C 细胞）分泌降钙素。甲状旁腺合成和分泌甲状旁腺素。

案例 11-1

患者女性，32 岁。5 个月来无明显诱因出现喜凉怕热，烦躁易怒，易饥多食，身体逐渐消瘦，乏力，偶有心慌。查体温 38.1℃，血 T_3、T_4 明显升高，TSH 降低，胆固醇降低。

问题：1. 该患者为什么有上述异常表现？

2. 试说出甲状腺激素的生理作用。

一、甲状腺激素

甲状腺激素（TH）主要有甲状腺素（或称四碘甲腺原氨酸，即 T_4）和三碘甲腺原氨酸（T_3）

两种。T_4 含量约占 TH 总量的 90%，但 T_3 的生物活性较 T_4 强约 5 倍，是 TH 发挥生理作用的主要形式。

合成 TH 的原料是碘和酪氨酸，碘主要来自食物，碘缺乏时，可以导致 TH 合成减少。合成的 TH 贮存于腺泡腔内，贮存量很大，因此，临床上应用抗甲状腺药物时，需要较长时间才能奏效。

（一）甲状腺激素的生理作用

TH 的作用十分广泛，主要是促进物质和能量代谢，促进生长和发育。

1. 增强能量代谢 TH 可提高绝大多数组织的耗氧量，增加产热量，提高机体的能量代谢水平，使基础代谢率（BMR）增高。甲状腺功能亢进（甲亢）的病人，因产热增加而喜凉怕热、极易出汗、体温常偏高、多汗、BMR 显著增高；甲状腺功能减退的病人则与此相反。

2. 调节物质代谢 生理水平 TH 对三大营养物质的合成代谢和分解代谢均有影响，而分泌过量时则促进分解代谢的作用更明显。

（1）糖代谢：TH 可促进小肠黏膜对葡萄糖的吸收，增强肝糖原的分解，并能增强肾上腺素、胰高血糖素、皮质醇和生长素的升糖效应，使血糖升高；大量的 TH 还能增强胰岛素抵抗，促成血糖升高。但 T_3、T_4 可同时加强外周组织对糖的利用，也能降低血糖。因此，甲亢患者餐后血糖升高，但又能很快降低。

（2）蛋白质代谢：生理剂量的 TH 可促进蛋白质的合成，从而有利于机体的生长和发育。大量的 TH 却使蛋白质分解代谢增强，特别是加速骨骼肌蛋白质的分解，并可促进骨基质蛋白的分解，故甲亢病人可出现消瘦和乏力，并有不同程度的骨质疏松；甲状腺功能减退（甲减）的病人，由于 TH 分泌不足，导致蛋白质合成减少，细胞间黏蛋白增多使水滞留于皮下，形成黏液性水肿（非凹陷性水肿）。

（3）脂肪代谢：TH 能促进脂肪的合成和分解，促进脂肪积蓄又能帮助三酰甘油的清除。TH 能加强胆固醇合成，也能促进胆固醇变为胆酸排出，还能帮助胆固醇从血中清除。因此，甲亢患者体脂消耗增加，总体脂量减少，血胆固醇含量常低于正常。反之，甲减患者血胆固醇含量高于正常，易导致动脉粥样硬化。

3. 促进生长发育 TH 是维持正常生长发育不可缺少的激素，特别是对婴幼儿脑和长骨的生长发育尤为重要。胚胎时期 TH 合成不足或出生后甲状腺功能低下，脑的发育明显障碍。先天性甲状腺功能不全的婴儿，出生时身长与发育基本正常，但脑的发育已受到不同程度的影响，如在 4 个月内得不到 TH 的补充，则会出现智力低下和身材矮小等症状，称为呆小症（克汀病）。甲减成年患者，因脑已发育成熟，仅表现为反应迟钝和记忆力障碍等，智力基本不受影响。目前，发达国家在婴儿出生后常规进行先天性甲减的检查。在缺碘地区的妊娠期妇女，应注意补碘。

4. 其他作用 TH 对多个器官系统的功能都有不同程度的影响，见表 11-2。

考点：甲状腺激素的生理作用及临床意义

表 11-2　甲状腺激素影响器官系统功能及分泌异常时的临床表现

器官系统	生理作用	分泌过度的表现	分泌缺乏的表现
神经系统	↑中枢神经系统的兴奋性	烦躁不安、喜怒无常、失眠多梦和肌纤维震颤等	记忆力减退、言行迟缓、淡漠无情及嗜睡等
心血管系统	↑收缩力、↑心率、↑心输出量	心悸、心输出量↑、外周阻力↓、脉压↑	脉搏↓、心率↓、搏出量↓、血压↓
消化系统	↑肠蠕动、↑食欲	食欲↑、进食量↑	食欲↓、进食量↓

（二）甲状腺激素分泌的调节

甲状腺分泌功能主要受下丘脑 - 腺垂体 - 甲状腺轴的调节。此外，甲状腺还可进行自身调节以及受自主神经活动的影响（图 11-5）。

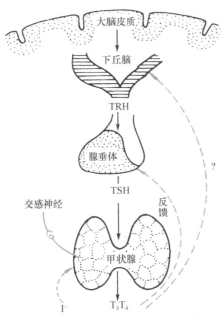

图 11-5　甲状腺激素分泌调节
实线表示促进，虚线表示抑制

1. 下丘脑－腺垂体－甲状腺轴　包括下丘脑对腺垂体的调节和腺垂体对甲状腺的调节及甲状腺激素（T_3、T_4）的负反馈调节。下丘脑分泌的 TRH 经垂体门脉系统，作用于腺垂体，促进 TSH 的合成和释放。TSH 是调节甲状腺功能的主要激素，作用于甲状腺腺泡细胞，使 T_3 和 T_4 分泌增多，同时还能促进甲状腺的血液供应。在整体情况下，下丘脑神经元的活动可受环境因素（如寒冷、应激等）的影响而改变 TRH 的分泌量，进而影响 TSH 的分泌。血中游离 T_4 和 T_3 的浓度变化对 TSH 的分泌起着经常性的反馈调节作用，T_3 和 T_4 浓度升高时，通过负反馈作用，使腺垂体 TSH 分泌减少，继而使 T_3 和 T_4 的释放也随之减少。这种负反馈作用是维持体内 TH 水平相对稳定的重要机制。

2. 甲状腺的自身调节　甲状腺具有适应食物中碘含量的增减而调节自身对碘摄取与合成 TH 的能力，称为甲状腺的自身调节。当食物中缺碘时，甲状腺摄取碘的能力增强，使合成的 TH 不至于过少。但是，甲状腺自身调节的能力是有限的，若食物中长期缺碘，甲状腺不能合成足够的 TH，致使 TH 对腺垂体的反馈抑制作用减弱，引起 TSH 分泌增多，导致甲状腺增生和肿大，即地方性甲状腺肿。碘过多时，甲状腺对碘的摄取减少，对 TSH 的敏感性降低，因此 TH 合成不会过多。临床上常利用大剂量碘产生的抗甲状腺效应来处理甲状腺危象和进行甲状腺手术的术前准备。

3. 自主神经对甲状腺功能的影响　甲状腺受自主神经支配，交感神经兴奋可使 TH 分泌增加，副交感神经兴奋可使其分泌减少。

链接

地方性甲状腺肿

地方性甲状腺肿俗称"大粗脖"或"粗脖根"，多发于山区和半山区，主要是由于饮食中碘缺乏所致。轻者无不适感，但随着甲状腺的逐渐肿大，会压迫周围的器官，患者可有憋气、体力减退等不适感，但甲状腺功能多可正常，可予小剂量碘治疗。

二、甲状旁腺激素

甲状旁腺激素（PTH）是体内调节血钙浓度最重要的激素，由甲状旁腺主细胞合成和分泌，通过骨和肾来实现升高血钙、降低血磷的作用。

（一）甲状旁腺激素的生理作用

1. 对骨的作用 体内 99% 以上的钙主要以磷酸钙的形式贮存于骨组织中，骨是机体最大的钙储存库。PTH 能动员骨钙入血，提高血钙浓度。血钙浓度的稳定是维持神经、肌肉正常兴奋性的必要条件。甲状腺手术时如不慎误将甲状旁腺切除，可导致严重的低血钙，引起手足搐搦，甚至因呼吸肌痉挛而窒息。

2. 对肾的作用 PTH 能促进肾远曲小管和集合管上皮细胞对钙的重吸收，使尿钙减少，血钙升高，同时还能抑制近曲小管对磷的重吸收，使尿磷增加，血磷降低。此外，PTH 还能激活肾近端小管上皮细胞内的 1α- 羟化酶，使维生素 D_3 最后在肾内转化成生物活性更高的钙三醇（1,25- 二羟维生素 D_3），经血液运至肠，增进消化道对钙的吸收，使血钙浓度升高。

（二）甲状旁腺激素分泌的调节

影响 PTH 分泌的主要因素是血钙浓度。因为，甲状旁腺主细胞对低血钙极为敏感，所以，血钙浓度稍有下降即可使 PTH 分泌量迅速增加；反之，当血钙浓度升高时，可通过负反馈作用减少 PTH 的分泌。

三、降 钙 素

降钙素（CT）是甲状腺 C 细胞分泌的多肽激素。

（一）降钙素的生理作用

CT 的生理作用主要是降低血钙和血磷，其主要的靶器官是骨和肾。CT 能抑制破骨细胞的活性，抑制骨吸收和溶骨过程，减少骨钙的释放；同时，增强成骨过程，使骨组织中钙、磷沉积增加，血中钙、磷水平降低。CT 对成人血钙的调节作用较小；在儿童，骨的更新速度快，CT 对血钙的调节作用较大。此外，CT 还能抑制肾小管对钙、磷、氯等离子的重吸收，使这些离子从尿中的排出增多，导致血钙、血磷浓度降低。

（二）降钙素分泌的调节

CT 的分泌主要受血钙浓度的调节，与血钙浓度呈正相关。某些胃肠激素也具有促进 CT 分泌的作用，其中以促胃液素的作用最强。

第4节 胰 岛

胰岛是散在于胰腺外分泌细胞之间的一些如同岛屿一样的内分泌细胞群。人类的胰岛细胞可分为 α(A) 细胞、β(B) 细胞和 δ(D) 细胞等。β 细胞最多，分泌胰岛素，α 细胞分泌胰高血糖素，δ 细胞分泌生长抑素。

一、胰 岛 素

胰岛素是小分子蛋白质。1965 年，我国科学家首先人工合成了具有高度生物活性的胰岛素分子，开创了人工合成蛋白质的先例，成为人类历史上的伟大创举之一。20 世纪 80 年代初人胰岛素制剂问世并用于临床。

案例 11-2

患者女性，54 岁。4个月来无明显诱因出现口干、烦渴、食欲增加、尿量增多，体重减轻。

实验室检查血糖增高，尿糖阳性。

问题：1. 该患者上述异常表现与何种激素有关？

2. 试说出胰岛素的生理作用。

（一）胰岛素的生理作用

胰岛素是促进合成代谢和维持血糖稳定的主要激素，对机体的生长和能量的贮存有重要作用。

1. 糖代谢 胰岛素能促进全身组织对葡萄糖的摄取和利用，加速糖原的合成，并抑制糖异生和糖原分解，促进葡萄糖转变为脂肪酸，贮存于脂肪组织，因而能降低血糖。胰岛素分泌不足时，血糖升高，如超过肾糖阈，则出现糖尿。糖尿病患者适量使用胰岛素可使血糖浓度维持正常，但过量使用可引起低血糖，甚至发生低血糖性休克。目前，胰岛素是已知的体内唯一能降低血糖的激素。

2. 脂肪代谢 胰岛素促进脂肪的合成与贮存，同时抑制脂肪的分解，使血中游离脂肪酸减少。胰岛素不足，可出现脂肪代谢紊乱，脂肪的贮存减少，分解加强，产生大量脂肪酸，血脂升高，可引起动脉硬化，进而导致心、脑血管疾病的发生。与此同时，由于脂肪酸在肝内氧化分解增多，产生大量酮体，可导致酮症酸中毒。

3. 蛋白质代谢 胰岛素能促进细胞对氨基酸的摄取，并促进蛋白质的合成，也能抑制蛋白质的分解，因而有利于机体的生长，但只有与生长素共同作用时才发挥明显的协同作用。糖尿病患者缺乏胰岛素，蛋白质分解增多，血中氨基酸和尿素增加，因而伤口不易愈合。临床上胰岛素和葡萄糖是能量合剂的主要成分，用于组织损伤以及心肌损害、肝硬化等糖利用障碍等疾病的治疗。

4. 对电解质代谢的作用 胰岛素可促进 K^+、Mg^{2+} 及磷酸根离子进入细胞，使血钾降低。

（二）胰岛素分泌的调节

1. 血糖浓度 血糖浓度是调节胰岛素分泌的最重要因素。当血糖浓度升高时，胰岛素分泌明显增多，从而降低血糖；反之，胰岛素分泌减少。从而维持血糖水平的稳定。

2. 激素作用 某些胃肠激素、胰高血糖素、生长素、甲状腺激素、糖皮质激素、雌激素等对胰岛素的分泌有促进作用；肾上腺素可抑制其分泌。

3. 神经调节 迷走神经兴奋促进胰岛素分泌，交感神经兴奋则抑制其分泌。

二、胰高血糖素

胰高血糖素是胰岛 α 细胞分泌的由 29 个氨基酸组成的多肽。

（一）胰高血糖素的生理作用

胰高血糖素有很强的促进分解代谢的作用，可促进肝糖原分解和糖异生，因而使血糖明显升高；胰高血糖素对脂肪和蛋白质都有促进分解和抑制合成的作用。胰高血糖素还可促进胰岛素和生长抑素的分泌。

（二）胰高血糖素分泌的调节

血糖浓度是调节胰高血糖素分泌的主要因素，血糖浓度降低时胰高血糖素分泌增加，反之减少。氨基酸能直接刺激胰高血糖素分泌，也可通过促进胰岛素释放使血糖降低而间接地促进胰高血糖素的分泌。胰岛素和生长抑素可经旁分泌方式直接作用于邻近的 α 细胞，抑制胰高血糖素的分泌。迷走神经兴奋抑制胰高血糖素分泌，而交感神经兴奋促进其分泌。

第 5 节 肾 上 腺

肾上腺包括中央部的髓质和周围部的皮质两部分，皮质分泌肾上腺皮质激素（类固醇类激素），髓质分泌肾上腺髓质激素。

一、肾上腺皮质

肾上腺皮质的组织结构从外向内分别称为球状带、束状带和网状带。球状带细胞分泌盐皮质激素，主要是醛固酮（详见第 8 章）；束状带和网状带细胞主要分泌糖皮质激素（主要是皮质醇）和极少量的雄激素（主要是脱氢表雄酮）。肾上腺雄激素在青春期前 1 ～ 2 年分泌增多，对成年男性影响不明显，但男童可因分泌过多而引起性早熟；它是女性体内雄激素的主要来源，具有刺激腋毛和阴毛生长，维持性欲等功能，若分泌过多则可出现痤疮、多毛和男性化等表现。本节着重介绍糖皮质激素。

案例 11-3

患者女性，40 岁。5 个月来，常出现痤疮，面圆背厚，皮肤菲薄，下腹、臀部、大腿出现对称性分布的纵形紫纹，体毛增多增粗，肌无力，情绪不稳定；血压升高，实验室检查血糖增高，血和尿皮质醇增高。

问题：1. 根据所学的知识，说出该患者患病可能的原因。

2. 试说出皮质醇的生理作用。

（一）糖皮质激素的生理作用

糖皮质激素（GC）以皮质醇（氢化可的松）为代表，分泌量最大，作用最强。体内大多数组织存在糖皮质激素受体，因此，GC 的作用广泛而复杂。

考点：糖皮质激素的生理作用及临床意义

1. 对物质代谢的作用

（1）糖代谢：GC 主要是通过加速肝糖原异生和减少组织对葡萄糖的利用，使血糖升高，有利于维持正常的血糖浓度。GC 分泌不足时，血糖降低；分泌过多，则可升高血糖。

（2）蛋白质代谢：GC 能促进肝外组织、特别是肌肉组织的蛋白质分解，抑制蛋白质合成，但能促进肝内蛋白质合成。GC 长期分泌过多或长期使用 GC，会出现皮肤菲薄、肌肉萎缩及儿童生长停滞等蛋白质过度消耗的现象。

（3）脂肪代谢：GC 主要是促进四肢部分脂肪分解，增强脂肪酸在肝内的氧化，有利于糖异生。然而，高血糖又可继发性引起胰岛素分泌增多，反而加强脂肪的合成，导致脂肪沉积。由于身体不同部位的脂肪对 GC 的敏感性不同，GC 长期分泌过多时，机体内脂肪重新分布，主要沉积于面、颈、躯干和腹部，而四肢分布减少，形成"满月脸""水牛肩"、四肢消瘦的"向心性肥胖"的特殊体形（图 11-6）。

（4）对水盐代谢的作用：GC 调节水盐代谢的作用类似醛固酮，但作用较弱。当其分泌不足时，排水能力明显降低，严重时可出现"水中毒"，如补给适量的 GC 可得到缓解。

2. 参与应激反应 当机体受到有害刺激（如严重创伤、感染、手术、缺氧、饥饿、疼痛、寒冷以及精神紧张等）时，腺垂体立即释放大量 ACTH，并使 GC 也快速大量分泌，引起机体产生一系列非特异性的防御反应，这种现象称为应激反应。应激反应增强了机体对有

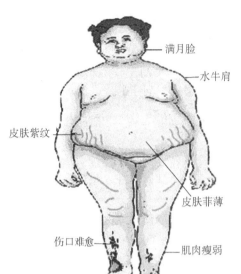

图 11-6　向心性肥胖

满月脸
水牛肩
皮肤紫纹
皮肤菲薄
伤口难愈
肌肉瘦弱

害刺激的耐受力，减轻各种不良反应。肾上腺功能不全时，应激反应减弱，对有害刺激的抵抗力大大降低，严重时可危及生命。

3. 其他作用

（1）血细胞：GC 能增强骨髓生成红细胞和血小板，使血液中红细胞和血小板增多；同时它能促使附着在小血管壁的中性粒细胞进入血液循环，使血液中中性粒细胞增多；能抑制淋巴细胞 DNA 的合成过程，使淋巴细胞减少；促进巨噬细胞系统吞噬和分解嗜酸性粒细胞，使血中嗜酸性粒细胞减少。

（2）心血管系统：GC 能增强血管平滑肌对儿茶酚胺的敏感性（激素的允许作用），有利于维持血压；可降低毛细血管壁的通透性，减少血浆的渗出，有利于维持血容量。

（3）消化系统：GC 能促进胃酸和胃蛋白酶原的分泌，提高胃腺细胞对迷走神经和促胃液素的敏感性，故长期大量应用 GC 可诱发或加剧消化性溃疡。

（4）神经系统：GC 可提高中枢神经系统兴奋性，小剂量可有欣快感。肾上腺皮质功能亢进，可出现思维不能集中、烦躁不安和失眠等症状。

药理剂量的 GC 具有抗炎、抗毒、抗休克和抗过敏的作用，是临床上应用 GC 治疗多种疾病的依据。

（二）糖皮质激素分泌的调节

GC 分泌的调节类似于甲状腺功能的调节，主要通过下丘脑 - 腺垂体 - 肾上腺皮质轴进行调节（图 11-7），不同的是血中 GC 增高时，通过负反馈调节，除抑制腺垂体 ACTH 的分泌还抑制下丘脑 CRH 的分泌，使血中 GC 水平维持相对的稳定。应激刺激作用于神经系统，通过神经递质的信息传递，促进 CRH 神经元释放 CRH；CRH 通过垂体门脉系统进入腺垂体而引起 ACTH 的分泌增加；ACTH 既能促进肾上腺皮质合成和释放 GC，也能促进束状带和网状带的生长。

临床长期大量应用 GC，由于负反馈抑制 ACTH 分泌，使肾上腺皮质萎缩，分泌功能减退，若骤然停药，则会出现肾上腺皮质功能减退或停止的表现。因此，在治疗期间 GC 可与 ACTH 交替使用，如需停用，应逐渐减量，不宜骤停。

二、肾上腺髓质

肾上腺髓质能合成肾上腺素和去甲肾上腺素，此外，还合成少量的多巴胺，三者均属于儿茶酚胺类物质。

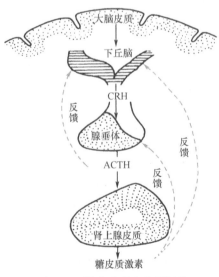

图 11-7　糖皮质激素分泌调节
实线表示促进，虚线表示抑制

大脑皮质
下丘脑
CRH
反馈
腺垂体
反馈
ACTH
反馈
肾上腺皮质
糖皮质激素

（一）肾上腺髓质激素的生理作用

肾上腺素和去甲肾上腺素的生理作用有相似之处，但又不完全相同。其差异的关键在于不同靶细胞膜上所存在的受体种类和数量不同，以及这两种激素与不同的肾上腺素能受体的结合能力不同。髓质激素的主要生理作用已在有关章节中介绍，现归纳表 11-3。

表 11-3　肾上腺素与去甲肾上腺素的主要生理作用

项目	肾上腺素	去甲肾上腺素
心脏	心率加快，收缩力明显增强，心排血量增加	心率减慢（减压反射的作用）
血管	皮肤、胃肠、肾血管收缩；冠状动脉、骨骼肌血管舒张	冠状动脉舒张（局部体液因素），其他血管均收缩
血压	升高（心输出量增加）	明显升高（外周阻力增大）
支气管平滑肌	舒张	稍舒张
胃肠活动	抑制	抑制，作用较弱
代谢	增加	稍增加

肾上腺髓质激素的作用与交感神经兴奋时的效应相似，因此，把交感神经与肾上腺髓质在结构和功能上的这种密切联系，称为交感-肾上腺髓质系统。当机体遇到剧痛、失血、脱水、缺氧、寒冷等紧急情况时，该系统的活动明显增强，使髓质激素分泌量剧增。此时，机体会出现一系列功能活动的变化，例如：中枢兴奋性增高，使机体处于警觉状态，反应灵敏；心率加快，心肌收缩力增强，心输出量增加，血压升高，全身血液重新分配，以满足重要器官的血液需求；呼吸加强，肺通气量增加；糖原分解增加，脂肪分解加强等。这种在紧急情况下通过交感-肾上腺髓质系统活动增强所发生的适应性反应，称为应急反应。

目前认为，"应急"和"应激"都是机体受到伤害性刺激时，通过中枢神经系统整合，协调神经-内分泌调节活动而实现的自我保护性反应，以应对并迅速适应环境的突变。前者是交感-肾上腺髓质系统活动加强，使血液中肾上腺髓质激素浓度明显升高，在于提高人体对环境突变的应变能力；后者是下丘脑-腺垂体-肾上腺皮质系统活动加强，使血液中 ACTH 和糖皮质激素浓度明显升高，以增加人体对有害刺激的耐受能力。

（二）肾上腺髓质激素分泌的调节

交感神经节前纤维支配肾上腺髓质，当交感神经兴奋时，节前纤维末梢释放乙酰胆碱，使肾上腺素和去甲肾上腺素分泌增加。另外，ACTH 可直接或间接促进肾上腺髓质激素的合成。

小结

内分泌系统分泌的激素对机体的代谢、生长发育、生殖及全身多个系统发挥作用。下丘脑产生 9 种调节肽，腺垂体分泌生长素、催乳素、促黑激素和 4 种腺垂体促激素，神经垂体贮存和释放抗利尿激素和催产素；4 种促激素的分泌通过下丘脑-腺垂体-靶腺轴进行调节。甲状腺激素对代谢、生长发育及多个系统发挥作用。甲状旁腺素和降钙素调节机体的钙、磷代谢。胰岛分泌的胰岛素是体内唯一降血糖激素，胰岛素和胰高血糖素共同维持机体血糖的稳定。肾上腺皮质分泌的盐、糖皮质激素分别调控水、盐代谢及物质代谢，并在应激反应中起重要作用；肾上腺髓质分泌的肾上腺素和去甲肾上腺素主要作用于心血管。

自 测 题

一、名词解释

1. 激素　2. 激素的允许作用　3. 应激反应
4. 应急反应

二、填空题

1. 激素按化学性质可分为_____和_____。

2. 生长激素促进机体生长发育，尤其促进_____和_____生长。

3. 幼年时甲状腺激素分泌不足可导致_____。

4. 大量甲状腺激素可使血糖_____、胆固醇_____、蛋白质_____。

5. 甲状腺激素分泌增加时，机体产热_____，基础代谢率_____。

6. 糖皮质激素可使红细胞、中性粒细胞和血小板_____，使_____和_____减少。

三、选择题（A 型题）

1. 下列激素不属于腺垂体分泌的是（　　）
   A. 促性腺激素　　　　B. 促甲状腺素
   C. 催产素　　　　　　D. 催乳素
   E. 生长激素

2. 幼年时生长素分泌不足可导致（　　）
   A. 糖尿病　　　　　　B. 侏儒症
   C. 呆小症　　　　　　D. 黏液性水肿
   E. 向心性肥胖

3. 影响人体神经系统发育最重要的激素是（　　）
   A. 雌激素和睾酮　　　B. 胰岛素
   C. 甲状腺激素　　　　D. 生长激素
   E. 糖皮质激素

4. 对糖原、脂肪和蛋白质的合成均有促进作用的激素是（　　）

A. 甲状腺激素　　　　B. 糖皮质激素
C. 肾上腺素　　　　　D. 胰岛素
E. 甲状旁腺素

5. 人体内唯一能降糖的激素是（　　）
   A. 甲状腺激素　　　　B. 糖皮质激素
   C. 肾上腺素　　　　　D. 胰岛素
   E. 胰高血糖素

6. 下列哪种激素对去甲肾上腺素心血管效应起允许作用（　　）
   A. 甲状腺激素　　　　B. 生长激素
   C. 糖皮质激素　　　　D. 醛固酮
   E. 抗利尿激素

7. 参与应激反应的激素是（　　）
   A. 甲状腺激素　　　　B. 糖皮质激素
   C. 去甲肾上腺素　　　D. 胰岛素
   E. 甲状旁腺素

8. 下列哪种激素长期分泌过多会导致"向心性肥胖"（　　）
   A. 甲状腺激素　　　　B. 糖皮质激素
   C. 肾上腺素　　　　　D. 胰岛素
   E. 胰高血糖素

四、简答题

1. 饮食中长期缺碘为什么会导致甲状腺肿大？

2. 请用生理学知识解释长期大量使用糖皮质激素为什么不能突然停药？

（石　斌）

12

第 12 章　生　殖

每个男孩女孩在生长发育过程中都会问，"我是怎么来到这个世界的？"，且随着青春期到来，对自己的身体变化更是充满好奇。例如，为什么我会长胡须，为什么我每个月都会出现月经等。本章将会解释人类生长发育过程中这些正常生理现象。

生殖是指生物体生长发育成熟后，能产生与自身相似的子代个体的过程。它是生物体繁衍后代和延续种系的必要生命活动。人类的生殖活动必须通过男女性生殖细胞（精子和卵子）的结合，即有性繁殖才能产生下一代，它包括性激素分泌、受精卵形成、胚胎发育和胎儿分娩等一系列生理过程。

第 1 节　男 性 生 殖

案例 12-1

14 岁男孩小明，一天早晨起床发现自己内裤上有一些浑浊的黏液，他为此忧心忡忡，不知道自己是不是得了什么病？

问题：小明身体出现了疾病吗？

男性主性器官是睾丸，附性器官包括输精管道（附睾、输精管、射精管和尿道）、附属腺（精囊腺、前列腺和尿道球腺）及阴囊、阴茎等。睾丸既是产生男性生殖细胞的器官，又是分泌男性激素（雄激素）的生殖腺。附性器官主要是完成精子的成熟、储存、运输和排射。

一、睾丸的功能

睾丸主要由曲细精管和间质细胞组成。它具有产生精子和分泌雄激素的双重功能。

（一）生精功能

睾丸的曲细精管由生精细胞和支持细胞组成，原始的生精细胞为精原细胞，从青春期开始，精原细胞经过逐级分裂和发育形成精子。发育的顺序：精原细胞→初级精母细胞→次级精母细胞→精子细胞→精子，整个过程大约需要两个半月。支持细胞为各级生精细胞提供营养并起保护与支持的作用。新生成的精子没有运动能力，需要在附睾内进一步发育成熟，并获得运动和受精能力。

正常男性每次射出精液为 3 ~ 6 ml，1ml 精液中含 2 千万到 4 亿个精子，如果少于 2 千万则不易使卵子受精。

（二）内分泌功能

睾丸的间质细胞分泌雄激素，主要成分是睾酮。睾酮作用：

1.维持生精，刺激男性生殖器官的生长和发育。

考点： 睾酮的生理作用

2.促进副性征的出现，并维持其正常状态。男性副性征主要表现为生胡须、喉结突出、嗓音低沉、骨骼粗壮、肌肉发达等。

3.维持正常性欲。

4.促进蛋白质的合成，尤其是肌肉、骨骼和生殖器官的蛋白质。

5.促进红细胞的生成。

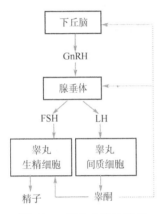

图 12-1　睾丸功能的调节
实线表示促进，虚线表示抑制

二、睾丸功能的调节

睾丸的功能受下丘脑和腺垂体的调节，下丘脑合成和分泌的促性腺激素释放激素（GnRH）作用于腺垂体，促进腺垂体分泌促卵泡激素（FSH）和黄体生成素（LH）。FSH 作用于睾丸曲细精管，调节精子的生成；LH 作用于睾丸间质细胞，调节睾酮的分泌。同时，睾丸分泌的雄激素又可对下丘脑-腺垂体进行负反馈调节，当血中睾酮浓度升高时，可反射性的抑制下丘脑对 GnRH 的分泌，进而抑制腺垂体对 LH 的分泌，使血液中睾酮回降到正常水平；相反，当睾酮浓度降低时，睾酮的反馈抑制作用解除，LH 的分泌增多，血液中睾酮回升到正常水平（图 12-1）。

第 2 节　女性生殖

女性的主性器官是卵巢，附性器官包括输卵管、子宫、阴道及外阴等。

一、卵巢的功能

卵巢的主要功能是生卵和分泌女性激素。

（一）生卵功能

1. 卵泡的发育过程　卵泡由卵母细胞和卵泡细胞组成。卵泡发育的顺序：原始卵泡→初级卵泡→次级卵泡→成熟卵泡。出生后，两侧卵巢中有 30 万～40 万个原始卵泡，自青春期起，在腺垂体的促性腺激素的作用下，一般每个月有 15～20 个卵泡开始生长发育，但通常只有一个优势卵泡发育成熟，排出其中的卵母细胞（即卵子），其余卵泡退化为闭锁卵泡。

2. 排卵与黄体的形成和萎缩　卵泡成熟后发生破裂，卵细胞、透明带与放射冠随同卵泡液冲出卵泡排入腹腔的过程，称为排卵。排出的卵子进入输卵管，如与精子相遇，便可受精。排卵后，残余的卵泡壁塌陷增生形成黄体。倘若卵子未受精，黄体维持 2 周即退化、变性成白体。若受孕则黄体继续发育为妊娠黄体。

（二）内分泌功能

卵巢分泌多种激素，主要有雌激素、孕激素和少量雄激素。雌激素主要为雌二醇（E_2），孕激素主要为孕酮（P）。

1. 雌激素 由卵泡细胞和黄体细胞分泌，主要生理功能：

（1）促进卵泡的发育；促进子宫内膜增生；促进子宫颈黏液分泌增加。

（2）促进阴道上皮的增生和角化，促使阴道上皮细胞合成糖原产生乳酸，防止细菌感染。

（3）促进乳腺增生。

（4）促进女性副性征的出现。

（5）促进肝内蛋白质的合成；促进肾脏对钠和水的吸收，导致钠、水潴留。

2. 孕激素 由黄体细胞分泌，主要生理功能：

（1）使子宫内膜、血管、腺体进一步增生，降低妊娠子宫对催产素的敏感性，有利于保护受精卵和胚胎在子宫内的生长发育。

（2）促进乳腺腺泡发育和成熟，在妊娠后期为分娩后泌乳做准备。

（3）促进产热，使女性在排卵后基础体温升高 0.3 ～ 0.5℃。

考点：雌激素、孕激素的生理作用

二、月经周期及形成机制

（一）月经周期

女性从青春期开始，生殖器官呈现周期性的变化，表现为约每月一次的子宫内膜剥脱和出血现象，称为月经。月经周期是指月经形成的周期性变化过程，成年女性一般为 28 天左右。

考点：月经周期概念及分期

月经周期依据子宫内膜的变化可分为月经期、增生期和分泌期。

1. 月经期 月经周期的第 1 ～ 5 天。由于排出的卵子未受精，卵巢内黄体退化，雌激素和孕激素水平迅速降低，子宫内膜失去雌、孕激素的支持，螺旋小动脉收缩、痉挛，子宫内膜因缺血坏死而脱落出血，即月经来潮。

2. 增生期 月经周期的第 6 ～ 14 天。卵巢中卵泡生长发育成熟，不断分泌雌激素。子宫内膜逐渐生长变厚，腺体增生，但腺体尚不分泌。此期末卵泡发育成熟并排卵。

3. 分泌期 月经周期的第 15 ～ 28 天。卵巢内黄体形成，分泌大量雌激素和孕激素，使子宫内膜继续增厚，血管增生并扩张充血，腺体增生并分泌。子宫内膜松软而富有营养，为胚泡的着床和发育做好准备。

链接

初潮与经期

女性第一次来月经即为初潮。月经初潮年龄多在 12—14 岁，环境因素中营养水平、膳食结构、饮食习惯等都会影响初潮的时间。月经期由于抵抗力降低，加上子宫内膜脱落，子宫内有创口，且经血会冲淡阴道内的酸性分泌物，容易造成感染，所以经期一定要注意卫生。同时要避免受凉，少吃生冷或刺激性食物，不要激烈运动。

（二）月经周期形成机制

月经周期的形成与下丘脑 - 腺垂体 - 卵巢轴的活动密切相关（图 12-2）。

1. 增生期的形成 随着青春期到来，下丘脑发育成熟，下丘脑分泌的 GnRH 增加，使腺垂体分泌的 FSH 和 LH 逐渐增多。FSH 和 LH 共同促进卵泡生长发育和雌激素分泌增加。雌激素使子宫内膜增生呈增生期的变化。随着卵泡的发育成熟，卵泡分泌的雌激素浓度持续升高，至排卵前一天左右达到顶峰，正反馈使 GnRH、LH 和 FSH 的分泌增多，尤其 LH

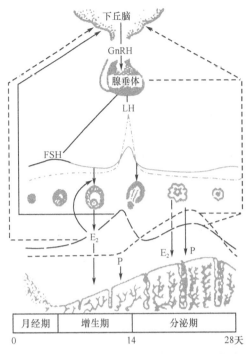

图 12-2 下丘脑 - 垂体 - 卵巢轴在月经周期中的变化

实线表示促进，虚线表示抑制

浓度增加最明显，形成 LH 峰，促进排卵。

2.分泌期和月经期的形成 排卵后，残余的卵泡壁形成黄体，在 LH 的作用下，黄体细胞分泌大量孕激素与雌激素。高浓度孕激素与雌激素使子宫内膜呈分泌期变化，同时负反馈抑制下丘脑 GnRH 和腺垂体 FSH 及 LH 的分泌。若不受孕，黄体退化，血中孕激素与雌激素浓度明显下降，子宫内膜脱落与流血进入月经期。同时，由于血中孕激素和雌激素减少，对下丘脑、腺垂体的抑制作用解除，使腺垂体 FSH 与 LH 的分泌又开始增加，卵泡开始生长发育，新的周期又开始。

三、妊娠与分娩

（一）妊娠

妊娠是指子代新个体的产生和孕育的过程，包括受精、着床、妊娠的维持、胎儿生长等（图 12-3），从末次月经周期第一天算起约 280 天。

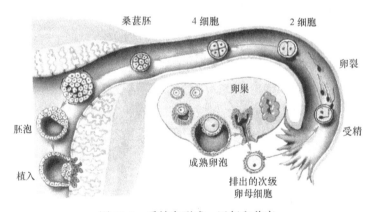

图 12-3 受精卵形成、运行和着床

精子和卵子结合的过程称为受精。受精卵进行细胞分裂形成的胚泡，在受精后第 6 ~ 7 天植入子宫内膜的过程称为着床。妊娠早期胎盘分泌人绒毛膜促性腺激素（hCG），hCG 刺激卵巢的月经黄体变成妊娠黄体以维持妊娠。妊娠 3 个月左右，妊娠黄体萎缩，胎盘接替妊娠黄体分泌孕激素和雌激素，维持妊娠过程。

（二）分娩

分娩是指胎儿及其附属物娩出母体的过程。分娩时，成熟胎儿对子宫刺激引起宫缩素（OT）的释放，使子宫产生节律性的收缩即宫缩。宫缩使胎儿压向宫颈，反射性引起 OT 继续释放，OT 进一步加强宫缩。这种正反馈过程持续进行直至胎儿娩出。

小结

人类繁衍后代依靠男女两性的生殖系统实现。男性的主性器官为睾丸，它可以产生精子并分泌男性激素（雄激素）。女性的主性器官为卵巢，它可以产生卵子同时分泌女性激素（雌激素和孕激素）。子宫内膜在卵巢分泌的激素作用下呈现周期性变化，分为增生期、分泌期和月经期。人类繁殖下一代需经过妊娠与分娩的一系列生理过程。

 自测题

一、名词解释

1. 月经周期　2. 受精

二、填空题

1. 睾丸_____细胞分泌雌激素，主要成分为_____。睾丸的功能主要是_____和_____。

2. 卵巢分泌的性激素主要包括_____和_____。卵巢的功能主要是_____和_____。

三、选择题（A 型题）

1. 排卵一般发生在（　　）

    A. 月经期　　　　　　B. 增生期

    C. 分泌期　　　　　　D. 月经期末

    E. 增生期末

2. 卵巢的功能是（　　）

    A. 胎儿娩出的通道　　B. 精卵结合的部位

    C. 孕育胎儿　　　　　D. 产生月经

    E. 生卵和内分泌

3. 排卵后体温突然升高的主要原因是（　　）

    A. 血中孕激素增高　　B. 血中 LH 增高

    C. 血中 FSH 增高　　　D. 血中催乳素增高

    E. 血中雌激素增高

4. 患者女，26 岁。平素月经规律，周期为 28 天，持续时间为 4 天，末次月经是 5 月 7 号，今天是 5 月 14 号，其子宫内膜变化处于（　　）

    A. 月经期　　　　　　B. 增生期

    C. 分泌期　　　　　　D. 月经前期

    E. 初潮期

四、简答题

1. 简述雄激素的生理作用。
2. 简述雌激素和孕激素的生理作用。

（吴俊霞）

生理学基础实验

实验一　反射弧分析

【实验目标】
分析反射弧的组成部分，说明反射弧的完整性与反射活动的关系。

【实验原理】
反射活动的结构基础是反射弧，反射弧结构和功能的完整是实现反射活动的必要条件。

【实验对象】
蟾蜍或蛙。

【实验用品】
蛙解剖器械，铁支架，双凹夹，肌夹，0.5%与1%硫酸溶液，滤纸片，药用棉等。

【实验方法】

1. 制备脊蛙　取青蛙一只，用粗剪刀由两侧口裂处剪去上方头颅，保留下颌部分，以棉球压迫创口止血，然后用试管夹夹住下颌，悬挂在铁架台上。

2. 观察项目

（1）检查屈腿反射：用培养皿盛0.5%硫酸液分别刺激双侧后肢中趾端皮肤，观察有无屈腿反射。然后用清水洗去皮肤上的硫酸液。

（2）剥去一侧足趾皮肤：环绕一侧腿膝关节下切开皮肤，剥去切口下的皮肤。再用0.5%硫酸液刺激无皮肤足趾，观察有无屈腿反射。

（3）剪断未剥皮侧坐骨神经：取下脊蛙俯卧蛙板上，在未剥皮侧大腿背面做一纵形皮肤切口，用玻璃分针分开肌肉，钩出坐骨神经并剪断，再将蛙挂起，用0.5%硫酸液刺激该侧足趾，观察有无屈腿反射。

（4）检查搔扒反射：用浸有1%硫酸液的滤纸片贴在蛙腹部皮肤，观察有无反射发生。

（5）捣毁脊髓：用探针插入脊蛙椎管捣毁脊髓，再重复步骤（4），观察有无反射发生。

【注意事项】
1. 剥脱足趾皮肤要完整、干净。
2. 每次用稀硫酸刺激后，应迅速用清水冲洗。

【实验分析】
1. 反射弧的组成包括哪些？
2. 反射弧的完整性与反射活动的完成有何关系？

实验二　血液凝固及其影响因素

【实验目标】
比较内源性凝血和外源性凝血的过程，理解血清与血浆的区别，学会分析血液凝固的影响因素。

【实验原理】

血液凝固是一个酶的有限水解激活过程，在此基础上有多种凝血因子的参与，根据凝血过程启动因子来源不同，可将血液凝固分为内源性激活途径和外源性激活途径。内源性激活途径是指参与血液凝固所有凝血因子在血浆中，外源性激活途径是指受损的组织中的组织因子进入血管后，与血管内的凝血因子共同作用启动激活的过程。

【实验对象】

家兔。

【实验用品】

用草酸盐制备的抗凝血液和血浆、血清、试管、试管架、滴管、吸管、烧杯、水浴槽、冰块、棉花、秒表、液状石蜡、研磨组织液、3%CaCl$_2$溶液、0.9%NaCl溶液、3%NaCl溶液、肝素、枸橼酸钠。

【实验方法】

1. 制备抗凝血液和血浆；制备研磨组织液。

2. 比较内源性凝血和外源性凝血的过程：取试管4支，标明号数，放置在试管架上，按实验表-1加入各种液体，每一试管添加试剂后混匀，每20秒倾斜试管一次，观察是否凝固（若液面不随着倾斜，则表明已凝固）。准确记录凝固时间，实验后进行分析。

实验表-1　内源性和外源性凝血过程比较

试管编号	1	2	3	4
血浆（ml）	0.5	0.5	0.5	
血清（ml）				0.5
3%NaCl	2滴			
0.9%NaCl	2滴	2滴		
兔脑浸出液			2滴	2滴
3% CaCl$_2$		2滴	2滴	2滴
凝固时间（分钟）				

3. 观察影响血液凝固的因素　取抗凝血1ml分别加入实验表-2所列的6支试管中。并加3%CaCl$_2$溶液2滴，混匀后每隔20秒钟将试管倾斜一次，观察试管内血液是否发生凝固，准确记录凝固时间。

实验表-2　影响血液凝固的因素

试管编号	实验条件	凝血时间
1	放棉花少许	
2	用液状石蜡润滑试管内表面	
3	加血后试管置于37℃水浴箱中	
4	加血后试管放在冰块间	
5	放肝素8U，加血后摇匀	
6	放枸橼酸钠3mg，加血后摇匀	

4. 实验结果

（1）比较内源性凝血和外源性凝血的速度。

（2）观察促凝因素和抗凝因素。

【注意事项】

1. 试管口径的大小应一致，在血量相同的情况下，口径太大凝血慢，口径太小凝血快。

2. 各试管所加物品量要准确，血浆或 CaCl₂ 的量过少，研磨组织液的浓度过稀，均影响血凝。

【实验分析】

1. 内源性凝血与外源性凝血的过程。

2. 影响血液凝固的因素。

实验三　ABO 血型的鉴定

【实验目标】

学习用标准血清鉴定血型的方法，观察红细胞凝集现象，熟练掌握用玻片法测定 ABO 血型，加深理解血型分型的依据。

【实验原理】

用含已知凝集素（如抗 A、抗 B）的标准血清，鉴定被检查者红细胞上未知的凝集原（如 A 凝集原或 B 凝集原），红细胞上含有何种凝集原即为何种血型。

【实验对象】

人体。

【实验用品】

采血针、标准 A 型和 B 型血清、双凹玻片、小试管、试管架、吸管、牙签、生理盐水、75% 乙醇、棉球、玻璃蜡笔。

【实验方法】

1. 取干净双凹玻片一块，用玻璃蜡笔在两端分别标明 A、B 字样。

2. 在 A 端、B 端凹面中央分别滴加标准 A 型和 B 型血清各一滴，注意不可混淆。

3. 消毒耳垂或指端，用消毒针刺破皮肤，滴 1~2 滴血于盛有 1ml 生理盐水的小试管中混匀，制成红细胞混悬液。

4. 用吸管吸取红细胞混悬液，在双凹玻片的标准 A 型和 B 型血清中各加一滴，分别用两根竹签使其充分混匀。

5. 放置 10 分钟，根据有无凝集反应，判定血型。

6. 观察实验结果，根据有无凝集现象判定血型（实验图 -1）。

【注意事项】

1. 采血针及皮肤必须严格消毒。以防感染。

2. 做混匀用的竹签各 2 只，专人专用，两种标准血清绝对不能混淆。

【实验分析】

1. 如何区分 ABO 血型？

2. 若无标准血清，已知某人血型为 A 型或 B 型，能否用来借鉴测定他人血型？如何鉴定？

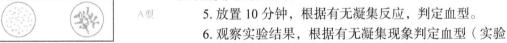
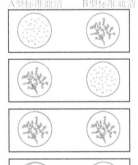

实验图 -1　ABO 血型鉴定方法

实验四　人体心音听诊

【实验目标】

初步学会心音听诊的方法及听诊器的使用，熟悉心瓣膜听诊区部位；能分辨第一心音和第二心音。在学习中逐步养成对受检者的尊重和关心。

【实验原理】

心音是由心肌收缩、瓣膜关闭、血流变化等多种因素引起的各种振动而产生，用听诊器可在胸前壁一定部位听到。

【实验对象】

人。

【实验用品】

听诊器。

【实验方法】

1. 确定听诊部位　受检者端坐于检查者前面暴露胸部。检查者先用肉眼观察或用手触诊受检者心尖冲动位置和范围，然后按实验图 -2 找出四个听诊区的部位。

（1）二尖瓣听诊区：左侧第 5 肋间锁骨中线稍内侧（心尖冲动处）。

（2）三尖瓣听诊区：胸骨右缘第 4 肋间或胸骨剑突下。

（3）主动脉瓣第一听诊区：胸骨右缘第 2 肋间。

（4）肺动脉瓣听诊区：胸骨左缘第 2 肋间。

2. 听心音

（1）检查者戴好听诊器，用右手的拇指、示指和中指轻持听诊器的胸件，紧贴受试者胸壁，以与胸壁不产生摩擦为度。按照上述听诊顺序依次进行听诊。

（2）注意区分两个心音，比较在不同部位听诊时两个心音的强弱。

（3）听诊内容：计算心率（正常成人为 60 ～ 100/min）；判断心律（心音节律整齐），区分收缩期和舒张期。

实验图 -2　心音听诊部位

【注意事项】

1. 听诊时，注意保持室内安静。

2. 听诊器耳器弯曲方向要与外耳道一致。

3. 听诊时听诊器胸件按压要适度，橡皮管不要触及他物，以免相互摩擦产生杂音，影响听诊。

4. 如呼吸影响心音时，可令受检者暂时屏气。

【实验分析】

1. 记录第一心音、第二心音的最佳听诊部位、各心音的特点和有无杂音。

2. 分析第一、第二心音产生的原因。

实验五　人体动脉血压测量

【实验目标】

初步学会间接测量动脉血压的方法，能正确使用血压计，并测出人体肱动脉的血压，分析动脉血压测量的原理。

【实验原理】

人体血压测量原理是根据从体表压迫动脉，阻断血流所必需的压力来测定的。

【实验对象】

人。

【实验用品】

血压计、听诊器。

【实验方法】

1. 熟悉血压计的结构　血压计由玻璃刻度管、水银槽、袖带和橡皮充气球四部分组成。玻璃检压计上端通大气，下端通水银槽，两者之间装有开关，用时打开，使两者相通。不用时应使水银退回到水银槽内，然后关闭开关，以防水银漏出。袖带是一个外包布套的长方形橡皮气囊，橡皮管分别与检压计的水银槽和橡皮充气球相通。橡皮充气球是一个带有放气阀的球状橡皮囊。

2. 测量动脉血压

（1）受试者脱去左上臂衣袖，静坐 5 分钟以上。

（2）松开血压计上橡皮充气球的螺丝帽，驱出袖带内残留气体，然后将螺丝帽旋紧。

（3）受试者左前臂平放桌上，手掌向上，使上臂与心位置等高。将袖带缠于上臂，使袖带下缘在肘横纹上 2cm 处，松紧适宜，见实验图 -3。

（4）在肘窝内侧用手指触摸到肱动脉搏动后（肱二头肌肌腱稍内侧），将听诊器胸件置于搏动处。

（5）戴好听诊器。

（6）测量收缩压：用右手捏动橡皮充气球，将空气充入袖带内，使血压表上的水银柱逐渐上升，直至触不到桡动脉搏。此时再继续充气使水银柱继续上升 20mmHg。随后用右手拇指和示指转动橡皮充气球的螺丝帽开关，徐徐放气，以降低袖带内压力。在水银柱缓慢下降的同时仔细听诊。当突然听到"嘣"样的第一声时，血压表上所示水银柱的高度即是收缩压的数值。

（7）测量舒张压：继续缓慢放气，声音先由弱到强，然后，突然由强变弱而后逐渐消失。在声音突然改变的一瞬间，血压表上所标示的水银柱高度即是舒张压。

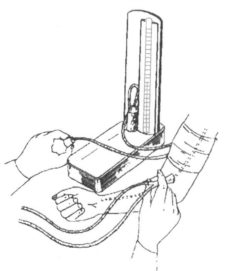

实验图 -3　人体动脉血压测量

【注意事项】

1. 室内必须保持安静，以利于听诊。

2. 受检者上臂位置应与心脏在同一水平上，血压计归于 0 位刻度。

3. 袖带应平整的缠绕在上臂中部，松紧、位置适宜。

4. 听诊器胸件放于肱动脉搏动处，不可用力压迫动脉，也不可放于袖带下面。

5. 动脉血压通常连测 2 ～ 3 次，以平均数值为准。如果一次没有测量准确需重复测量时，压力必须降低到 0，让受试者上臂血液流通，间隔数分钟后再测量。

6. 测量血压前受试者要保持安静，排除精神紧张等因素的影响。

7. 发现血压超出正常范围时，应让被检查者休息 10 分钟后重测。

【实验分析】

1. 详细记录三次实验结果。

2. 分析测量血压时的注意事项。

实验六　蛙心搏动观察及心搏起源分析

【实验目标】

利用结扎的方法观察蛙心起搏点和蛙心不同部位的自律性高低。

【实验原理】

两栖类动物的心脏起搏点是静脉窦。用丝线结扎，就是用机械的方法阻断兴奋向下传导，以验证正常起搏点的部位、兴奋传导途径并比较不同部位自律性的高低。

【实验对象】

蛙。

【实验用品】

蛙解剖器械、蛙心夹、滴管、丝线及任氏液等。

【实验方法】

1. 取蛙一只，用探针破坏脑和脊髓后，将蛙仰卧位固定在蛙板上。用剪刀将胸骨表面皮肤剪除，并沿中线剪开胸骨，可见心脏在心包内跳动。剪开心包暴露出心脏。

2. 参照实验图 -4，识别静脉窦、心房和心室。观察它们的跳动顺序和跳动频率。

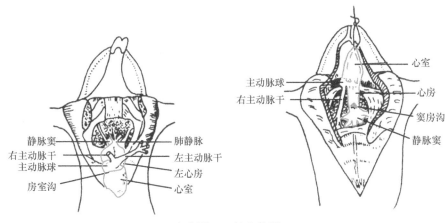

实验图 -4　蛙心外形

3. 用细镊子在主动脉干下穿一线备用。用玻璃针穿过主动脉干下面，将心尖翻向头端，暴露心脏背面，在静脉窦和心房交界的半月形白线（窦房沟）处用线做结扎，以阻断静脉窦和心房之间的传导。观察静脉窦是否在继续跳动，心房和心室的跳动是否停止。

4. 待心房、心室恢复跳动后，分别计数单位时间内静脉窦和心房、心室的跳动次数，观察两者是否一致。

5. 在心脏的背面沿着房室沟放一条丝线，再在心脏的前面沿房室沟做结扎，以阻断心房和心室之间的传导。

6. 待心房、心室分别恢复跳动后，观察心房和心室两者的跳动频率是否一致。

【注意事项】

1. 破坏蛙脑和脊髓时，要注意止血，防止出血过多。

2. 剪心包时要小心，不要剪破心脏。

3. 翻看静脉窦，用蛙心夹夹心尖部（在心室收缩时夹），注意不要夹破心脏。

4. 认清窦房沟后做结扎

5. 辨认清楚房室沟后再做结扎。

【实验分析】

1. 记录正常静脉窦、心房和心室跳动顺序和跳动频率。

2. 将每项实验结果进行前后对比，并加以分析。

实验七　期前收缩和代偿间歇

【实验目标】

观察心肌对额外刺激的反应，了解心肌兴奋后的周期变化。

【实验原理】

心脏每发生一次兴奋，其兴奋性发生一系列的周期性变化。心肌细胞兴奋性的特点是有效不应期特别长，一直延续到舒张期开始之后。因此，在心脏的不应期内任何刺激都不能引起心肌的兴奋和收缩。在不应期之后与正常节律兴奋到达之前的时间内，给心脏一个刺激，可引起一次提前的兴奋和收缩，称为期前兴奋和期前收缩。期前兴奋也有不应期。当来自窦房结（蛙静脉窦）的正常节律兴奋到达时，正落在期前兴奋的不应期内，因而不能引起兴奋和收缩。这样就在期前收缩之后出现一个较长的舒张期，称为代偿间歇。

【实验对象】

蛙。

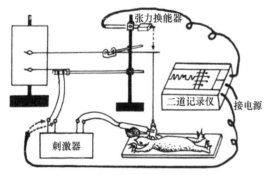

实验图 -5　蛙心期前收缩记录装置
虚线箭头表示记录仪描记接点位置

【实验用品】

蛙、支架，双凹夹、电磁标、描笔、普通双极电极、胶泥、任氏液。

【实验方法】

1. 破坏蛙的脑和脊髓，将其固定在蛙板上，暴露心脏。

2. 用带有连线的蛙心夹在心舒期时夹住心尖，将连线连至杠杆上（实验图 -5）。

3. 将刺激电极用胶泥固定在蛙板上，其两电极与心室密切接触；采用单极刺激时用一细铜线与蛙心夹相连作为刺激电极，另一

电极放在蛙的腹部。将杠杆笔尖与电磁标笔尖调整在同一条垂线上。

用二道记录仪描记时，可将蛙心夹上的线连于换能器。将换能器的插头插入直流前置放大器的输入插座中。调节直流平衡和放大器倍数，能清楚记录出蛙心搏动，走纸速度定为 1 ～ 2.5mm/s，时标定在 5 秒。

4. 刺激器各旋钮置于适当位置，波宽 0.5ms，电压 10V。刺激方式用手控单刺激，根据心脏活动不同时期给予刺激。

【注意事项】

1. 蛙心夹不得夹破心脏，并不断加滴任氏液保持心脏湿润。

2. 刺激电极要与心脏保持密切接触。

【实验分析】

1. 记录正常心搏曲线，观察心室收缩与舒张曲线。

2. 调整刺激强度，选择刚能引起心脏发生期前收缩的刺激强度，于心室收缩期给予单个刺激，观察心搏曲线有什么变化。

3. 在心室舒张期给予同样强度的单刺激，观察心搏曲线有什么变化。

实验八　哺乳动物动脉血压的调节

【实验目标】

观察神经、体液因素对动脉血压的影响，验证心脏与血管活动的神经、体液调节机制。

【实验原理】

心血管活动受神经、体液因素的调节。动脉血压是心、血管活动的指标。通过动脉血压的变化来观察各种因素对心血管活动的影响。

【实验对象】

家兔。

【实验用品】

家兔、电脑、MS系统、压力换能器（或虚拟实验室）、兔手术台、哺乳动物手术器械一套、电刺激器、注射器、有色丝线、动脉插管、20% 氨基甲酸乙酯、肝素、生理盐水、1 ∶ 10000 肾上腺素溶液、1 ∶ 10000 乙酰胆碱溶液、1 ∶ 10000 去甲肾上腺素溶液。

【实验方法】

1. 仪器准备　将压力换能器插头连接到记录仪器的输入插口，压力腔内充满肝素液体。排除气泡后，与动脉插管相连。开机并启动 MS 系统，预热约 15 分钟。

2. 将麻醉后的家兔仰卧位固定于兔手术台上。由耳缘静脉注入 20% 氨基甲酸乙酯（1g/kg 体重）或 1.5% 戊巴比妥钠（20 ～ 30mg/kg 体重），注射麻醉药物的速度宜慢，同时观察动物的呼吸变化，以免过量引起动物死亡。麻醉后仰卧位固定于手术台上。

3. 手术步骤

（1）分离右侧颈总动脉、减压神经与迷走神经，并穿不同颜色的丝线备夹闭颈总动脉和刺激时用。兔颈部神经、血管的解剖部位（实验图 -6）。

（2）插动脉插管：在左颈总动脉远心端穿线结扎。以动脉夹夹住动脉近心端用眼科剪刀在远心端结扎处做一斜切口，切口约为管径的一半。将充满抗凝剂的动脉插管向心脏方向插入血管，用丝线扎紧并固定。分离出股动脉，以同样方法插一玻璃套管，以备放血用。

（3）记录血压：将水银检压计的下侧管与动脉插管之主管以橡皮管相连接（实验图 -7）。向该管道注入

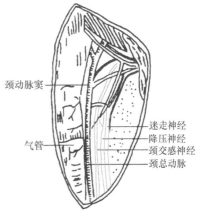

实验图 -6　兔颈部神经和血管的解剖位置

生理盐水，使检压计的水银面上升到 100～120mmHg 的读数处。封闭动脉插管侧管，维持此压力不变，方可进行下一步实验。

打开动脉夹及见有血液自动脉内冲入动脉插管，同时检压计上的水银也随之上下移动。开动仪器装置，描出清晰的曲线。

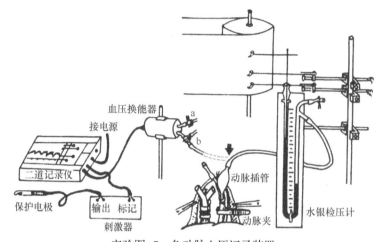

实验图 -7　兔动脉血压记录装置
虚线处箭头表示记录仪描记的接点（连接颈总动脉托管）

4. 观察项目

（1）记录正常血压曲线，识别血压波的一级波（心搏波）和二级波（呼吸波），有时可见三级波。

（2）用动脉夹夹闭右侧颈总动脉 15～20 秒，以阻断动脉血流，观察血压的变化。

（3）手持左侧颈总动脉远心端上的结扎线向下牵拉 5 秒，观察血压的变化。

（4）在游离的减压神经中部做双重结扎，于两结扎线之间剪断减压神经，分别用中等强度的电刺激其中枢端和外周端，观察血压的变化。如果刺激右侧某条神经的血压变化不明显，可刺激左侧相同的神经再观察。

（5）结扎并剪断右侧迷走神经，刺激其外周端，观察血压的变化。

（6）由耳缘静脉注入 1：10000 肾上腺素 0.2ml，观察血压的变化。

（7）由耳缘静脉注入 1：10000 去甲肾上腺素 0.2～0.3ml，观察血压的变化。

（8）由耳缘静脉注入 1：10000 乙酰胆碱 0.1ml，观察血压的变化。

【注意事项】

1. 每项实验需待血压恢复正常后进行，以作对照。

2. 麻醉动物注意保温和观察一般情况，以防意外死亡。

3. 应用去甲肾上腺素时，注意防止血压过高造成水银冲出。

4. 手术过程中注意及时止血。

【实验分析】

1. 描绘血压变化曲线。

2. 将每项实验结果进行前后对比，并加以分析。

3. 分析、区别肾上腺素和去甲肾上腺素对心血管作用的特点。

4. 试分析失血为什么引起血压下降。

实验九　正常人体肺活量测量

【实验目标】

了解肺活量计的使用方法，并学会测量肺活量。

【实验原理】

正常安静状态下每次呼吸的气量约为 500ml，称潮气量。肺活量是测量肺通气功能的指标之一，它是利用肺活量计收集呼出气量而测定的。

【实验对象】

人。

【实验用品】

肺活量计，75% 乙醇棉球，镊子等。

【实验方法】

1. 熟悉肺活量计的结构，调剂好肺活量计，并学习其使用方法。

2. 用 75% 乙醇棉球消毒吹嘴，并练习深呼吸数次。

3. 用最大力量吸气后向吹嘴内尽量呼气，直至不能呼出气体为止。此时，肺活量计中所指示的刻度值即为肺活量值。

4. 结果：共测量三次，以其中最大值为准。

【注意事项】

1. 控制住鼻、口腔漏气，亦可以手或鼻夹捏住（夹住）鼻子。

2. 检查肺活量计是否完好，并注意测试前浮筒应调剂到正常的位置。

【实验分析】

肺活量的测量有什么意义？

实验十　呼吸运动的调节

【实验目标】

观察某些因素对呼吸运动的影响，学习哺乳动物呼吸运动的记录方法。

【实验原理】

呼吸运动是一种节律性的运动，是在中枢神经系统参与下通过多种传入冲动的作用，反射性调节呼吸的深度和频率。因此体内外各种刺激可以作用于中枢通过不同的感受器反射性地影响呼吸运动。呼吸运动基本节律中枢在延髓。

【实验对象】

家兔。

【实验用品】

生物功能实验系统（或二道生理记录仪）、张力换能器、兔手术台、哺乳动物手术器械、玻璃分针、气管插管、50cm 长橡皮管、20ml 和 5ml 注射器、钠石灰、气囊、20 % 氨基甲酸乙酯溶液、3 % 乳酸溶液、CO_2 气囊、生理盐水、纱布、棉线。

【实验方法】

麻醉与固定动物：称量家兔体重后，用 20% 氨基甲酸乙酯按 5ml/kg 经耳缘静脉注入，待家兔麻醉后，将其仰卧固定于兔手术台上。

1. 手术准备

（1）剪去家兔颈前部的毛，在甲状软骨下方沿正中线纵切颈部皮肤，分离出气管，在其下穿一棉线备用。

（2）在甲状软骨下 2～3 个软骨环处切开气管，插入气管插管，用棉线结扎固定。再于两侧颈动脉旁用止血钳分离出迷走神经，在其下方穿线备用。

（3）在剑突下方沿腹部正中做一长 3～4cm 的切口，分离剑突表面组织，暴露出剑突与胸骨柄，使剑突完全游离。此时可见剑突软骨完全随膈肌舒缩而上下移动。上述手术完毕后用温生理盐水纱布覆盖手术创口部位。

2. 连接实验装置 用长线穿过剑突软骨并结扎或用一带线的金属钩挂住软骨，线的另一端固定于张力换能器的金属弹片小孔上，使弹片的活动方向与膈肌运动方向一致。张力换能器固定在铁支架台的双凹夹上，调整双凹夹的高度，使细棉线张力适度，保证膈肌活动通过细棉线带动换能器的弹片上下移动。换能器的输入插头插入生物功能实验系统，接通微机电源，进入生物功能实验系统操作界面，用鼠标点击"呼吸调节"模块，调整好参数等备用。

3. 观察项目

（1）描记一段正常呼吸运动曲线，注意其频率和幅度，辨认曲线的呼气相和吸气相，并以此为对照，进行下列各项的观察。

（2）增加吸入气中 CO_2：将气管插管开口端与 CO_2 气袋的橡皮管口相对，打开 CO_2 气袋上的螺旋，使气流量和流速达中等程度，观察并记录家兔呼吸运动的变化。

（3）造成缺 O_2：将气管插管的开口端通过一钠石灰瓶与盛有一定量空气的气囊相连，使呼出的 CO_2 被钠石吸收。随着呼吸进行，气囊内 O_2 会越来越少，观察并记录家兔呼吸运动的变化。

（4）增大无效腔：夹闭气管插管的一侧管，将一长约 50cm 的橡皮管连接于气管插管的另一端，观察并记录家兔呼吸运动的变化。

（5）增大气道阻力：夹闭气管插管的一侧管，用止血钳夹住另一侧管的一部分，观察并记录家兔呼吸运动的变化。

（6）降低血液 pH：从耳缘静脉注入 3% 乳酸溶液 1～3ml，观察并记录家兔呼吸运动的变化。

（7）切断迷走神经：先切断一侧迷走神经，观察并记录家兔呼吸运动的变化；再切断一侧迷走神经，观察并记录家兔呼吸运动的变化。比较切断单侧和双侧迷走神经前后家兔呼吸运动频率和幅度的变化。

【注意事项】

1. 气管插管内壁必须清理干净、通顺后才能进行插管。

2. 增大无效腔出现明显变化后，应立即恢复正常通气。

3. 气流不易过急，以免直接影响呼吸运动。

【实验分析】

增加吸入气中二氧化碳浓度、缺氧刺激和血液中 pH 下降均能使呼吸运动增强，其作用机制有何不同？

实验十一　影响尿生成的因素

【实验目标】

理解影响肾小球滤过与肾小管重吸收的若干因素对尿生成的调节，分析神经和体液因素对尿生成过程的影响，学习输尿管、膀胱插管技术和尿液收集的方法。

【实验原理】

尿生成的过程包括肾小球的滤过、肾小管和集合管的重吸收和分泌三个过程。凡能影响上述过程的任何因素，均可影响尿的生成并可引起尿量及尿的性质、成分的改变。

【实验对象】

家兔。

【实验用品】

哺乳类动物手术器械、二道生理记录仪或记纹鼓、血压换能器、水银检压计、电磁标、记滴器、电子刺激器、保护电极、注射器、试管、试管夹、酒精灯、烧杯、纱布、线、细输尿管插管、膀胱插管、生理盐水、20% 葡萄糖溶液、1.5% 戊巴比妥钠、1 ∶ 10000 去甲肾上腺素、垂体后叶素、呋塞米、班氏糖定性试剂、3.8% 枸橼酸钠溶液或肝素。

【实验方法】

1. 动物的麻醉与手术

（1）从耳缘静脉注入 1.5% 戊巴比妥钠（30 ～ 40mg/kg）进行，待动物麻醉后将其仰卧固定于兔手术台上。

（2）颈部手术和血压描记与实验八相同。沿颈部正中切开皮肤，分离气管并插入气管插管，结扎固定。分离右侧迷走神经，穿一线备用。

（3）尿液收集可采用膀胱插管法或输尿管插管法。

膀胱插管法：在耻骨联合上方，沿正中线做 2 ～ 3cm 的皮肤切口，沿腹白线剪开腹腔，将膀胱移出体外。在膀胱顶部做一个荷包缝合，在缝线中心做一个小切口，插入膀胱插管，收紧缝线关闭切口，膀胱插管通过橡皮管与记滴装置相连。

输尿管插管法：在耻骨联合上方，沿正中线做 4cm 的皮肤切口，沿腹白线剪开腹腔暴露膀胱，用手轻轻拉出膀胱，在其底部找到双侧输尿管，用线在双侧输尿管近膀胱处分别进行结扎。在结扎部位上方各剪一小口，将两根充满生理盐水的细输尿管插管向肾的方向分别插入输尿管，然后用线结扎固定。手术完毕，用 38℃热盐水纱布覆盖切口，将两根细插管并在一起与记滴装置相连。

2. 观察项目

（1）调试好各记录装置，描记正常的动脉血压和尿量作为对照。

（2）由耳缘静脉注入 37℃生理盐水 20ml，观察并记录血压和尿量的变化。

（3）剪断右迷走神经，用保护电极以中等强度的电刺激反复刺激其外周端，使血压维持在 50mmHg 约 30 秒，观察并记录尿量的变化。

（4）静脉注射 1 ∶ 10000 去甲肾上腺上腺素 0.5ml，观察并记录血压和尿量的变化。

（5）静脉注射垂体后叶素 2U，观察并记录血压和尿量的变化。

（6）取尿液 2 滴，用班氏糖定性试剂做尿糖定性试验后，由耳缘静脉注入 20% 葡萄糖液 5ml，观察并记录血压和尿量的变化。待尿量明显变化后再取尿 2 滴做尿糖定性试验。

（7）静脉注射呋塞米 0.5ml（5mg/kg），观察并记录尿量的变化。

（8）分离一侧股动脉，插入动脉插管进行放血，当血压下降到 50mmHg 左右，观察并记录尿量的变化。

（9）从静脉迅速补充生理盐水 20~30ml，观察并记录血压和尿量的变化。

【注意事项】

1. 本实验项目多、损伤大，故需选用体质强壮的家兔。实验前给家兔多喂新鲜蔬菜，以保证实验中有足够的尿量。

2. 手术操作应轻柔，避免出现损伤性尿闭。剪开腹膜时避免损伤内脏。输尿管插管一定要插入管腔内，不要误入管壁的肌层与黏膜间。

3.本实验有多次静脉注射，应注意保护耳缘静脉。静脉穿刺从耳尖开始，逐步移向耳根。

4.每进行一项实验，均应等待血压和尿量基本恢复到对照值后再进行。

【实验分析】

分析各种因素的改变对家兔尿量影响的作用机制。

（陈桃荣　冯雨晴　马　鸣）

参考文献

白波，高明灿 .2009. 生理学 . 第 6 版 . 北京：人民卫生出版社

陈桃荣 .2008. 生理学基础 . 南昌：江西科技出版社

杜友爱 .2013. 生理学 . 第 3 版 . 北京：人民卫生出版社

符史干，陈桃荣 .2015. 生理学 . 第 2 版 . 北京：第四军医大学出版社

高明灿 .2012. 生理学 . 第 3 版 . 北京：科学出版社

顾承麟 .2014. 生理学 . 北京：科学出版社

黄莉军，郭明广 .2015. 生理学基础 . 北京：人民卫生出版社

黄莉军，罗桂霞 .2016. 生理学基础 . 第 2 版 . 北京：科学出版社

姜德才，柳海滨 .2013. 生理学 . 北京：人民军医出版社

况涛，张秀芳 .2012. 生理学 . 第 3 版 . 北京：科学出版社

李国彰 .2012. 生理学 . 第 2 版 . 北京：科学出版社

马恒东，要瑞莉 .2010. 生理学 . 北京：科学出版社

彭波，李茂松 .2008. 生理学 . 北京：人民卫生出版社

邵晋萍 .2013. 生理学 . 第 2 版 . 北京：科学出版社

姚泰 .2012. 生理学 . 北京：人民卫生出版社

张冬梅 .2008. 生理学 . 第 2 版 . 北京：科学出版社

周裔春 .2013. 生理学 . 北京：科学出版社

朱大年 .2008. 生理学 . 第 7 版 . 北京：人民卫生出版社

朱大年，王庭槐 .2013. 生理学 . 第 8 版 . 北京：人民卫生出版社

生理学基础教学大纲

（54～72课时）

一、课程性质和课程任务

生理学是研究生物体各种生命现象和机体各个组成部分功能活动规律的科学，是中等卫生职业教育护理、助产等专业一门重要的医学基础课程。其总任务是让学生掌握有关正常人体生命活动的基本知识和基本技能，熟悉影响各种生命活动的主要因素，为进一步学习后继基础医学课和临床专业课及终生学习奠定基础。

二、课程教学目标

（一）知识教学目标

1. 掌握生理学基本概念以及人体各器官、系统的主要功能、功能调节及机制。
2. 熟悉各系统间功能联系和各器官生理常数。
3. 了解机体与环境的统一关系。
4. 学会某些简单实验技术的操作和观察某些复杂的实验，从理论上分析实验结果。

（二）能力培养目标

1. 能运用生理学知识解释正常的生命现象。
2. 具有一定的自学能力、逻辑思维及推理能力。
3. 能分析不同条件变化的情况下，机体功能可能出现的变化及相应机制。

（三）思想教育目标

1. 具有严谨求实的学习精神、不畏艰苦的学习意志、敢于创新的精神。
2. 树立热爱生命、救死扶伤、爱岗敬业的职业道德。
3. 具有人际沟通能力和团队合作精神。

三、教学内容和要求

教学内容	教学要求			教学活动参考	教学内容	教学要求			教学活动参考
	了解	熟悉	掌握			了解	熟悉	掌握	
一、绪论				理论讲授	（二）生命的基本特征				
（一）生理学简介				多媒体演示	1. 新陈代谢		√		
1. 什么是生理学	√			讨论	2. 兴奋性		√		
2. 为什么要学习生理学	√			模拟	3. 生殖	√			
3. 怎样学好生理学	√				（三）内环境与稳态				

续表

教学内容	教学要求			教学活动参考	教学内容	教学要求			教学活动参考
	了解	熟悉	掌握			了解	熟悉	掌握	
1. 内环境			√		3. 血小板			√	
2. 内环境稳态			√		(四)血液凝固和纤维蛋白溶解				
(四)人体功能活动的调节					1. 血液凝固			√	
1. 人体功能调节的方式			√		2. 纤维蛋白溶解		√		
2. 人体功能调节的自动控制		√			(五)血量、血型与输血				
实验1:反射弧分析	√				1. 血量			√	
二、细胞的基本功能				理论讲授	2. 血型与输血			√	
(一)细胞膜的基本功能				多媒体演示	实验2. 血液凝固及其影响因素	√			
1. 细胞膜的物质转运功能				讨论	实验3. ABO血型的鉴定			√	
(1)单纯扩散		√		比较	四、血液循环				理论讲授
(2)易化扩散			√		(一)心脏生理				多媒体演示
(3)主动转运			√		1. 心脏的泵血功能			√	讨论
(4)入胞和出胞		√			2. 心肌的生物电现象		√		案例分析
2. 细胞膜的受体功能		√			3. 心肌的生理特性		√		列表比较
(二)细胞的生物电现象					4. 心电图	√			模拟
1. 静息电位					(二)血管生理				
(1)静息电位的概念			√		1. 动脉血压和动脉脉搏			√	
(2)静息电位的产生机制		√			2. 微循环			√	
2. 动作电位					3. 组织液与淋巴循环	√			
(1)动作电位的概念			√		4. 静脉血压和静脉血流		√		
(2)动作电位的产生机制		√			(三)心血管活动的调节				
(3)动作电位的引起和传导	√				1. 神经调节			√	
(三)肌细胞的收缩功能					2. 体液调节		√		
1. 骨骼肌的收缩机制	√				实验4. 人体心音听诊		√		
2. 骨骼肌的收缩形式	√				实验5. 人体动脉血压测量			√	
三、血液				理论讲授	实验6. 蛙心搏动观察及心搏起源分析	√			
(一)血液的组成和理化特性				多媒体演示 讨论	实验7. 期前收缩和代偿间歇	√			
1. 血液的组成		√		案例分析	实验8. 哺乳动物动脉血压的调节	√			
2. 血液的理化特性	√				五、呼吸				理论讲授
(二)血浆					(一)肺通气				多媒体演示
1. 血浆的成分及其作用		√			1. 肺通气的原理		√		讨论
2. 血浆渗透压			√		2. 肺通气功能的评价		√		案例分析
(三)血细胞									
1. 红细胞			√						
2. 白细胞		√							

教学内容	教学要求			教学活动参考	教学内容	教学要求			教学活动参考
	了解	熟悉	掌握			了解	熟悉	掌握	
(二)气体的交换和运输				模拟	1. 肾小球功能的调节			√	
1. 气体的交换			√		2. 肾小管和集合管功能的调节			√	
2. 气体在血液中的运输		√							
(三)呼吸运动的调节					(三)尿液及其排放				
1. 呼吸中枢			√		1. 尿液		√		
2. 呼吸运动的反射性调节			√		2. 尿的排放	√			
实验9. 正常人体肺活量测量		√			实验11:影响尿生成的因素	√			
实验10. 呼吸运动的调节	√				九、感觉器官的功能				
六、消化和吸收				理论讲授	(一)概述				
(一)消化道各段的消化功能				多媒体演示	1. 感受器和感觉器官	√			
1. 口腔内消化	√			讨论	2. 感受器的一般生理特性	√			
2. 胃内消化			√	案例分析	(二)视觉器官				
3. 小肠内消化			√		1. 眼的折光功能			√	
4. 大肠的功能	√				2. 眼的感光换能功能		√		
(二)吸收					3. 与视觉有关的几种生理现象	√			
1. 吸收的部位			√		(三)位、听觉器官				
2. 主要营养物质的吸收		√			1. 耳的听觉功能		√		
(三)消化器官活动的调节					2. 内耳的位置觉和运动觉功能	√			
1. 神经调节		√			十、神经系统的功能				理论讲授
2. 体液调节	√				(一)神经元活动的一般规律				多媒体演示
七、能量代谢和体温				理论讲授					讨论
(一)能量代谢				多媒体演示	1. 神经元和神经纤维	√			
1. 机体能量的来源和利用	√			讨论	2. 神经元间的信息传递			√	
2. 影响能量代谢的因素		√		案例分析	3. 反射活动的一般规律	√			
3. 基础代谢		√			(二)神经系统的感觉功能				
(二)体温					1. 脊髓的感觉传导功能	√			
1. 正常体温及其生理波动			√		2. 丘脑及其感觉投射系统		√		
2. 机体的产热与散热		√			3. 大脑皮质的感觉分析功能		√		
3. 体温调节	√				4. 痛觉		√		
八、尿的生成与排放				理论讲授	(三)神经系统对躯体运动的调节				
(一)尿的生成过程				多媒体演示					
1. 肾小球的滤过			√	讨论	1. 兴奋由神经向肌肉的传递			√	
2. 肾小管和集合管的重吸收			√	案例分析					
3. 肾小管和集合管的分泌	√				2. 脊髓对躯体运动的调节			√	
(二)尿生成的调节					3. 脑干对躯体运动的调节		√		

教学内容	了解	熟悉	掌握	教学活动参考	教学内容	了解	熟悉	掌握	教学活动参考
4. 小脑对躯体运动的调节		✓			1. 下丘脑与垂体的功能联系		✓		
5. 基底神经节对躯体运动的调节	✓				2. 腺垂体			✓	
6. 大脑皮质对躯体运动的调节		✓			3. 神经垂体		✓		
(四)神经系统对内脏活动的调节					(三)甲状腺和甲状旁腺				
1. 自主神经系统的结构特征	✓				1. 甲状腺激素			✓	
2. 自主神经系统的功能		✓			2. 甲状旁腺素		✓		
3. 自主神经的递质和受体			✓		3. 降钙素		✓		
4. 内脏活动的中枢调节	✓				(四)胰岛				
(五)脑的高级功能					1. 胰岛素			✓	
1. 学习与记忆		✓			2. 胰高血糖素		✓		
2. 大脑皮质的语言活动功能	✓				(五)肾上腺				
3. 脑电图	✓				1. 肾上腺皮质			✓	
4. 觉醒与睡眠		✓			2. 肾上腺髓质		✓		
十一、内分泌				理论讲授	十二、生殖				理论讲授
(一)概述				多媒体演示	(一)男性生殖				多媒体演示
1. 激素的分类		✓		讨论	1. 睾丸的功能			✓	
2. 激素作用的一般特征	✓			案例分析	2. 睾丸功能的调节	✓			
(二)下丘脑与垂体					(二)女性生殖				
					1. 卵巢的功能			✓	
					2. 月经周期及形成机制		✓		
					3. 妊娠与分娩	✓			

四、学时分配建议 (54～72 学时)

序号	教学内容	学时数		小计	学时数		小计
		理论	实验		理论	实验	
1	绪论	2	1	3	3	1	4
2	细胞的基本功能	3		3	5		5
3	血液	5	2	7	6	3	9
4	血液循环	8	3	11	10	4	14
5	呼吸	4	2	6	5	2	7
6	消化与吸收	3		3	4		4
7	能量代谢和体温	2		2	3		3
8	尿的生成和排放	5	2	7	6	2	8
9	感觉器官的功能	2		2	2		2

序号	教学内容	学时数		小计	学时数		小计
		理论	实验		理论	实验	
10	神经系统的功能	6		6	9		9
11	内分泌	3		3	5		5
12	生殖	1		1	2		2
	合计	44	10	54	60	12	72

五、教学大纲说明

（一）适用对象与参考学时

本教学大纲可供护理、助产、药学、医学检验、涉外护理等专业使用,总学时为54～72个,其中理论教学 44～60 学时,实践教学 10～12 学时。

（二）教学要求

1. 本课程对理论教学部分要求有掌握、理解、了解三个层次。掌握是指对生理学中所学的基本知识、基本理论具有深刻的认识,并能灵活地运用所学知识分析、解释生活现象和临床问题。理解是指能够解释、领会概念的基本含义并会应用所学技能。了解是指能够简单理解、记忆所学知识。

2. 本课程突出以培养能力为本位的教学理念,在实践技能方面分为熟练掌握和学会两个层次。熟练掌握是指能够独立娴熟地进行正确的实践技能操作。学会是指能够在教师指导下进行实践技能操作。

（三）教学建议

1. 课堂理论教学应注重联系实际,积极采用现代化的教学手段和传统教学工具相结合,加强直观教学。教学中要着重强调《生理学》的基本理论、基本知识、基本技能的训练,多组织学生开展必要的讨论,以启迪学生的科学思维,加深对正常人体生命活动规律的理解和掌握。

2. 实验教学应十分重视学生基本技能的培养,着重体现学生专业技能、职业素质和实事求是的科学态度的培养,充分调动学生学习的能动性;强化学生的动手能力、理论联系实际能力、观察分析能力、沟通能力和团队合作能力。

3. 学生的知识水平和能力水平,应通过平时测验提问,实验考核和考试等多种形式综合考评。应不断更新观念,探索新的考核标准和方法。注重学生应用新知识的能力,学习能力,动手能力的考核。对在学习和应用上有创新的学生应特别给予鼓励。

自测题选择题参考答案

第1章

1.D 2.C 3.B 4.A 5.B 6.C 7.E

第2章

1.B 2.E 3.C 4.C 5.D 6.C 7.C 8.A 9.B 10.E

第3章

1.C 2.C 3.B 4.B 5.E 6.A 7.C 8.B 9.D 10.C 11.E 12.D 13.C 14.C
15.E 16.A 17.B 18.B

第4章

1.E 2.B 3.C 4.A 5.C 6.D 7.B 8.D 9.A 10.D 11.C 12.C 13.D 14.C
15.A 16.C 17.A 18.B 19.B 20.D 21.E 22.E 23.D 24.C 25.D 26.A 27.A
28.E

第5章

1.A 2.A 3.E 4.C 5.C 6.B 7.E 8.D 9.A 10.C

第6章

1.B 2.C 3.B 4.C 5.D 6.D 7.C 8.D 9.A

第7章

1.E 2.A 3.B 4.D 5.E 6.C

第8章

1.A 2.D 3.A 4.B 5.B 6.B 7.D 8.D 9.C 10.C 11.C 12.E

第9章

1.C 2.C 3.B 4.A 5.A

第10章

1.A 2.C 3.C 4.E 5.E 6.C 7.D 8.D 9.C 10.D 11.A 12.A 13.A

第11章

1.C 2.B 3.C 4.D 5.D 6.C 7.B 8.B

第12章

1.E 2.E 3.A 4.B